国家重点研发计划（2022YFC2703301、2016YFC1000104）、国家自然科学基金项目（81971619）

PROBLEM-BASED OBSTETRIC ULTRASOUND

产科超声
基于胎儿异常的诊断思路

原书第 2 版
2ND EDITION

原著 [英] Amar Bhide
[英] Asma Khalil
[英] Aris T. Papageorghiou
[英] Susana Pereira
[阿联酋] Shanthi Sairam
[英] Basky Thilaganathan
主译 吴青青　王　莉　孙丽娟　李晓菲

中国科学技术出版社
·北　京·

图书在版编目（CIP）数据

产科超声：基于胎儿异常的诊断思路：原书第 2 版 /（英）阿马尔 · 拜德 (Amar Bhide) 等原著；吴青青等主译 . — 北京：中国科学技术出版社，2024.6

书名原文：PROBLEM-BASED OBSTETRIC ULTRASOUND，2E

ISBN 978-7-5236-0628-5

Ⅰ . ①产… Ⅱ . ①阿… ②吴… Ⅲ . ①胎儿疾病—超声波诊断 Ⅳ . ① R714.504

中国国家版本馆 CIP 数据核字 (2024) 第 070644 号

著作权合同登记号：01-2023-1178

策划编辑 孙 超 焦健姿

责任编辑 孙 超

文字编辑 张 龙

装帧设计 佳木水轩

责任印制 徐 飞

出　　版 中国科学技术出版社

发　　行 中国科学技术出版社有限公司

地　　址 北京市海淀区中关村南大街 16 号

邮　　编 100081

发行电话 010-62173865

传　　真 010-62179148

网　　址 http://www.cspbooks.com.cn

开　　本 889mm × 1194mm　1/16

字　　数 149 千字

印　　张 8.5

版　　次 2024 年 6 月第 1 版

印　　次 2024 年 6 月第 1 次印刷

印　　刷 北京盛通印刷股份有限公司

书　　号 ISBN 978-7-5236-0628-5/R · 3212

定　　价 108.00 元

版权声明

PROBLEM-BASED OBSTETRIC ULTRASOUND, 2E / ISBN: 978-0-367-40800-8

译者名单

主　译　吴青青　王　莉　孙丽娟　李晓菲

副主译　杨　萌　陈俊雅　徐　虹　韩吉晶　张　娜

译　者（以姓氏笔画为序）

王　莉　首都医科大学附属北京妇产医院 / 北京妇幼保健院
王文迪　首都医科大学宣武医院
王雪梅　山东第一医科大学第二附属医院
王晶晶　首都医科大学附属北京妇产医院 / 北京妇幼保健院
卢颖澜　首都医科大学附属北京妇产医院 / 北京妇幼保健院
冯　丽　首都医科大学宣武医院
朱燕彤　首都医科大学附属北京妇产医院 / 北京妇幼保健院
刘　妍　首都医科大学附属北京妇产医院 / 北京妇幼保健院
刘　爽　首都医科大学附属北京妇产医院 / 北京妇幼保健院
刘　瑶　首都医科大学附属北京儿童医院
孙永清　首都医科大学附属北京妇产医院 / 北京妇幼保健院
孙丽娟　首都医科大学附属北京妇产医院 / 北京妇幼保健院
李晓菲　首都医科大学附属北京妇产医院 / 北京妇幼保健院
李菁华　首都医科大学附属北京妇产医院 / 北京妇幼保健院
杨　萌　中国医学科学院北京协和医院
杨文娟　西安秦皇医院
吴青青　首都医科大学附属北京妇产医院 / 北京妇幼保健院
宋世晶　首都医科大学附属北京妇产医院 / 北京妇幼保健院
张　娜　首都医科大学附属北京妇产医院 / 北京妇幼保健院
张思敏　西北妇女儿童医院
张雅娜　北京积水潭医院
陈俊雅　北京大学第一医院
和　平　首都医科大学附属北京妇产医院 / 北京妇幼保健院
胡　宇　首都医科大学附属北京妇产医院 / 北京妇幼保健院
侯晨晓　首都医科大学附属北京世纪坛医院
夏太慧　四川大学华西第二医院

徐　虹　中国人民解放军总医院第一医学中心
郭翠霞　首都医科大学附属北京妇产医院 / 北京妇幼保健院
黄宇先　北京积水潭医院
梁甜甜　北京市海淀区妇幼保健院
韩吉晶　首都医科大学附属北京妇产医院 / 北京妇幼保健院
熊晓蔚　首都医科大学附属北京妇产医院 / 北京妇幼保健院

内容提要

本书引进自 CRC 出版社，是一部实用且全面的产科超声学手册。著者聚焦于胎儿异常的产前超声诊断，通过一系列的经典临床病例详细介绍了脑室扩张、小颌畸形、右位心、腹壁缺损、脊柱异常等胎儿全身各系统及组织器官先天性异常的超声诊断。本书以问题为导向，对胎儿相关产科超声征象、诊断与鉴别进行深入分析，有助于读者了解掌握出生缺陷的常见与罕见超声表现。本书内容实用，贴近临床，配图丰富，适合母胎医学、产科学、超声医学专业医生及医学生参考阅读。

主译简介

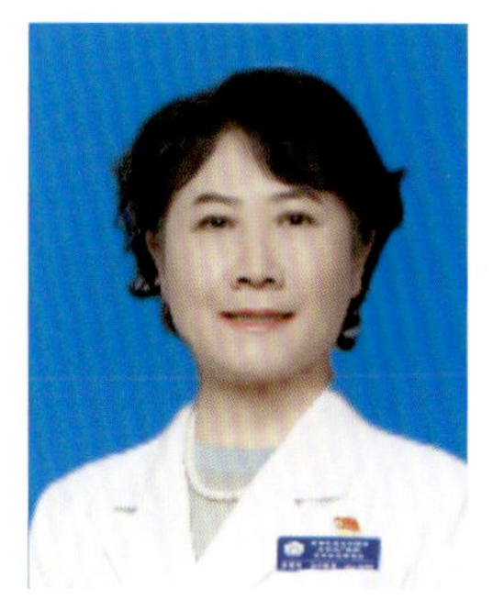

吴青青

教授，博士研究生导师，首都医科大学附属北京妇产医院副院长、首席专家，首都医科大学超声学系副主任，享受国务院政府特殊津贴。担任国际妇产超声学会（ISUOG）中国分会执行主任委员，国家卫健委妇幼司全国产前诊断专家组成员及影像组组长、超声医学专科能力建设项目专家委员会妇产组组长，国家卫生健康标准委员会妇幼健康委员会委员，出生缺陷防控关键技术国家工程实验室技术委员会委员，中华医学会超声分会常委兼妇产学组组长，中国医学影像技术研究会副会长，中国女医师协会超声分会副主任委员，北京医学会超声分会候任主任委员，中国妇幼保健协会妇幼健康教育专业委员会主任委员。从事妇产科临床及产前超声诊断工作 30 余年，完成了大量胎儿异常产前超声诊断和高危孕产妇疑难、危重症会诊。入选北京医管中心首批“登峰计划”、“扬帆计划”培养人才、市委组织部优秀人才、北京市朝阳区海外高层次人才等。作为国家重点研发计划项目首席专家及负责人，承担了十四五项目、十三五课题及国家自然科学基金等。获批国家专利 10 项。发表相关论文约 200 篇。至今培养硕士、博士研究生 69 名。

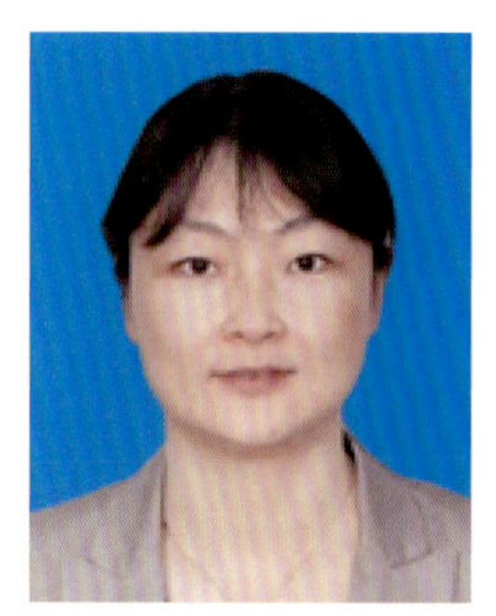

王　莉

主任医师、副教授，硕士研究生导师，首都医科大学附属北京妇产医院超声科副主任（负责工作）、产前诊断中心副主任。北京医学会超声分会委员，国际妇产超声学会委员，《临床超声医学杂志》编委，中华医学会超声分会妇产学组成员、秘书。主持北京市卫健委北京市卫生健康科技成果和适宜技术推广项目、北京市科学教委员会科学技术计划一般项目、北京市卫健委首都医学发展科研基金项目等。担任《胎儿颅脑超声》副主译，近 5 年以第一作者及通讯作者身份发表论文 10 余篇。

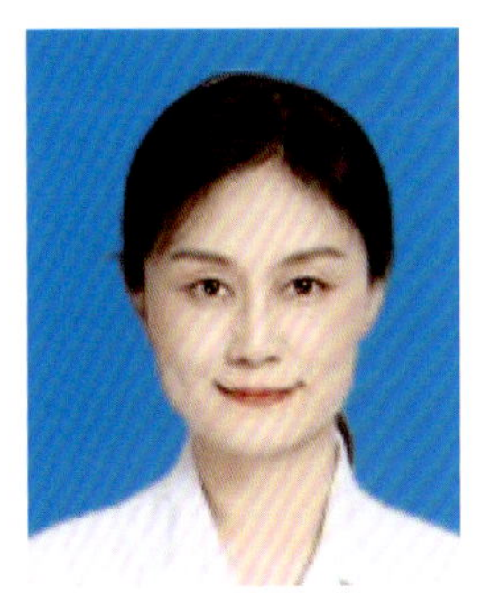

孙丽娟

主任医师，副教授，硕士研究生导师，首都医科大学附属北京妇产医院超声科副主任。中华医学会超声分会青年委员，中华预防医学会出生缺陷预防与控制专委会青年委员，北京市朝阳区医学会超声医学分会副主任委员，海医会超声分会委员，北京超声医学学会理事及《中华超声影像学杂志》通讯编委。北京市科技新星、朝阳区“凤凰计划”优秀青年人才、北京市优秀人才。从事妇产科超声临床工作10余年，擅长复杂先心超声诊断、胎儿神经学超声检查及颅脑畸形产前诊断等。曾赴美国费城儿童医院研修胎儿先天性心脏病宫内诊断及分型。主持国家自然科学基金、北京市自然科学基金等9项局级及以上课题，累计科研经费200余万元。获第十二届宋庆龄儿科医学奖（排名第4），妇幼健康科学技术奖二等奖（排名第9）。作为副主译翻译专著1部，参编及参译专著多部，于SCI期刊及核心期刊发表学术论文50余篇。

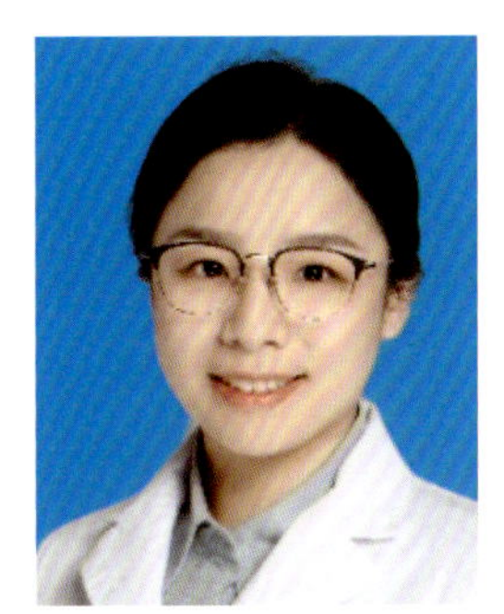

李晓菲

医学博士，首都医科大学附属北京妇产医院超声科副主任医师。国际妇产超声学会中国分会青年委员，中国医学影像技术研究会超声分会妇产科专业学组青年委员，北京女医师学会超声医学专业委员会青年委员。从事妇产科超声临床工作12年，研究方向为双胎妊娠超声检查、妊娠早中期超声检查、超声影像与遗传学异常。多次承担国际妇产超声学会授权会议等教育课程英文翻译工作，参与中俄交流项目。曾作为访问学者赴美国费城Thomas-Jefferson大学医院参加培训。参与国家重点研发计划等多项课题，作为项目负责人承担北京市自然科学基金青年项目、北京市医院管理中心“青苗”计划等项目。获全国妇幼健康科学技术奖二等奖（排名第5），宋庆龄儿科医学奖（排名第5），获发明专利一项（排名第5）。担任《实用产前超声诊断学》副主编、《胎儿颅脑超声》副主译，参与《产前遗传病诊断（第二版）》编写工作，以第一作者身份在国内核心期刊发表学术论文12篇，在SCI期刊发表学术论文3篇。

译者前言

国际著名医学专家牛津大学妇产医院的 Aris T. Papageorghiou 教授向我推荐了这部 *PROBLEM-BASED OBSTETRIC ULTRASOUND, 2E*。翻阅后，我被书中的内容深深吸引了。Aris T. Papageorghiou 教授为本书原著者之一，也是我院的客座教授。胎儿异常的诊断思路是产前超声筛查诊断工作中的重点，目前国内非常缺乏这方面的专著。本书深入全面地阐释了胎儿异常的诊断思路，从临床实践的角度出发，介绍了超声筛查过程中发现结构异常时如何进行鉴别诊断等方面的知识，既有助于更好地规范妇产科超声医师的日常工作，又可以帮助解决临床实践中遇到的具体问题，极具实用性和启发性。于是我萌生了翻译本书并推荐给国内同行的想法，希望有更多人能从中受益。

本书是非常实用的产前胎儿超声筛查及诊断用书，由多位世界著名的医学专家领衔编写，内容聚焦于胎儿异常的产前超声诊断，通过一系列的经典临床病例详细介绍了脑室扩张、小颌畸形、右位心、腹壁缺损、脊柱异常等胎儿全身各系统及组织器官先天性异常的超声诊断。基于问题导向，对胎儿相关产科超声征象、诊断与鉴别进行了深入的分析，书中还附有经典丰富的超声影像资料，有助于读者了解掌握出生缺陷的常见与罕见超声表现，非常适合母胎医学、产科学、超声医学专业医生、医学生参考阅读。

为准确翻译本书，以飨读者，各位译者在繁忙的工作之余，夜以继日，对书稿进行了逐字逐句的翻译、校对。在本书翻译过程中，大家付出了许多，同时也收获了许多。在此，感谢所有参与本书翻译工作的译者！

希望本书可以拓展国内产前超声医生对胎儿异常的诊断思路，进而提高国内胎儿超声的筛查诊断水平，并为从事产前咨询的国内同行提供参考。

本书的出版得到了国家重点研发计划（项目编号：2022YFC2703301、2016YFC1000104）和国家自然科学基金项目（项目编号：81971619）的资助，在此表示感谢。

首都医科大学附属北京妇产医院 / 北京妇幼保健院 吴青青

目　录

第 1 章　脑室扩张……001
第 2 章　颅内囊肿……005
第 3 章　胼胝体缺失……009
第 4 章　头形异常……012
第 5 章　面裂……017
第 6 章　小颌畸形……020
第 7 章　鼻骨……022
第 8 章　眼距过宽……025
第 9 章　胸腔肿瘤……027
第 10 章　胸腔内积液……030
第 11 章　右位主动脉弓……034
第 12 章　迷走右锁骨下动脉……035
第 13 章　右位心……036
第 14 章　四腔心切面异常……040
第 15 章　心律失常……044
第 16 章　腹壁缺损……047
第 17 章　胎儿腹部囊肿……051
第 18 章　腹部回声增强……056
第 19 章　肾窝空虚……060
第 20 章　肾脏囊性病变……064

第 21 章　肾积液…………………………………………………………………………………………………… 068

第 22 章　肾脏回声增强……………………………………………………………………………………… 071

第 23 章　膀胱增大…………………………………………………………………………………………… 074

第 24 章　四肢短小…………………………………………………………………………………………… 077

第 25 章　关节异常…………………………………………………………………………………………… 081

第 26 章　胎儿手异常………………………………………………………………………………………… 083

第 27 章　胎儿脊柱异常……………………………………………………………………………………… 085

第 28 章　脊柱肿物…………………………………………………………………………………………… 089

第 29 章　头颈部肿物………………………………………………………………………………………… 091

第 30 章　颈项透明层增厚…………………………………………………………………………………… 096

第 31 章　胎盘异常…………………………………………………………………………………………… 099

第 32 章　单脐动脉…………………………………………………………………………………………… 101

第 33 章　羊水过少和无羊水………………………………………………………………………………… 104

第 34 章　羊水过多…………………………………………………………………………………………… 107

第 35 章　羊膜带……………………………………………………………………………………………… 110

第 36 章　异常侵入性胎盘…………………………………………………………………………………… 111

第 37 章　胎儿水肿…………………………………………………………………………………………… 113

第 38 章　小胎儿……………………………………………………………………………………………… 117

第 39 章　双胎输血综合征…………………………………………………………………………………… 122

第1章 脑室扩张

Ventriculomegaly

妊娠中期常规超声检查时，侧脑室的测量应该在透明隔腔轴切面上，游标应对齐侧脑室内侧壁的内缘；应该在脉络丛球水平测量。胎儿脑室扩张的特点是侧脑室扩张，伴有或不伴有第三脑室或第四脑室扩张。目前没有国际公认的分类标准，表1–1列出两种分类标准。侧脑室扩张可以是单侧的，也可以是双侧的。

轻度或中度脑室扩张可能源于正常变异，但也可能系多种病理改变所致。由于预后取决于潜在病因，因此，研究目的旨在确定其病因。

除了潜在的病因和相关结构或染色体的异常，出生后的情况还取决于脑室扩张进展的速度。除了病理原因所致和进展性脑室扩张，超过95%的孤立性轻度脑室扩张（<15mm）的婴儿远期神经发育正常。

50%脑室扩张的胎儿合并颅内及颅外畸形，最常见的是胼胝体缺失，其次为后颅窝畸形和开放性脊柱裂。重度脑室扩张的胎儿出现异常结局的概率高于轻度侧脑室扩张。

研究内容

1. 脑室扩张的预后高度取决于以下几方面。

(1) 胎儿合并的其他异常。

(2) 脑室扩张的病因。

(3) 脑室扩张的进展。

2. 研究重点围绕以下内容。

(1) 进行详细多切面神经系统超声扫查获得最佳图像，经阴道扫查更有帮助。内容如下：①整个脑室系统；②脑室周围出血征象；③大脑周围间隙和脑沟。

(2) 胎儿磁共振。

(3) 回顾胎儿颈项透明层厚度及既往染色体异常或产前诊断结果。

(4) 羊膜腔穿刺术进行核型分析。

(5) 孕母血清学检查弓形体及巨细胞病毒感染。

(6) 如可疑颅内出血应考虑父母是否患有同种免疫的血小板减少症。

(7) 妊娠晚期应复查超声评估脑室扩张的进展，有必要告知父母胎儿期影像检查不能完全除外合并的异常，一些合并的异常可能会在妊娠晚期甚至出生后才会表现出来。约7%的合并异常只有在出生后的检查中才能发现，约16%的患者会出现进展性的脑室扩张。

表1–1 文献报道的侧脑室扩张的不同分类方法

分类一	分类二
• 正常<10mm • 轻度侧脑室扩张为10～12mm • 中度侧脑室扩张为12～15mm • 重度侧脑室扩张>15mm	• 正常<10mm • 轻度侧脑室扩张为10～15mm • 重度侧脑室扩张>15mm

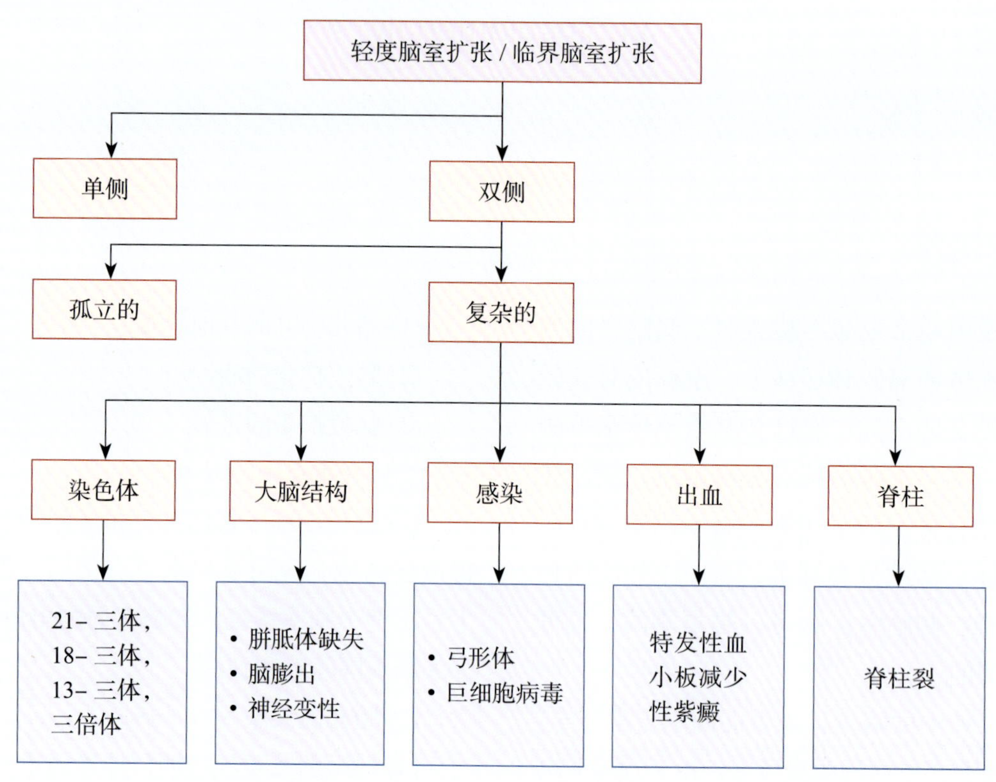

▲ 诊断流程 1-1 轻度脑室扩张 / 临界脑室扩张分类导图

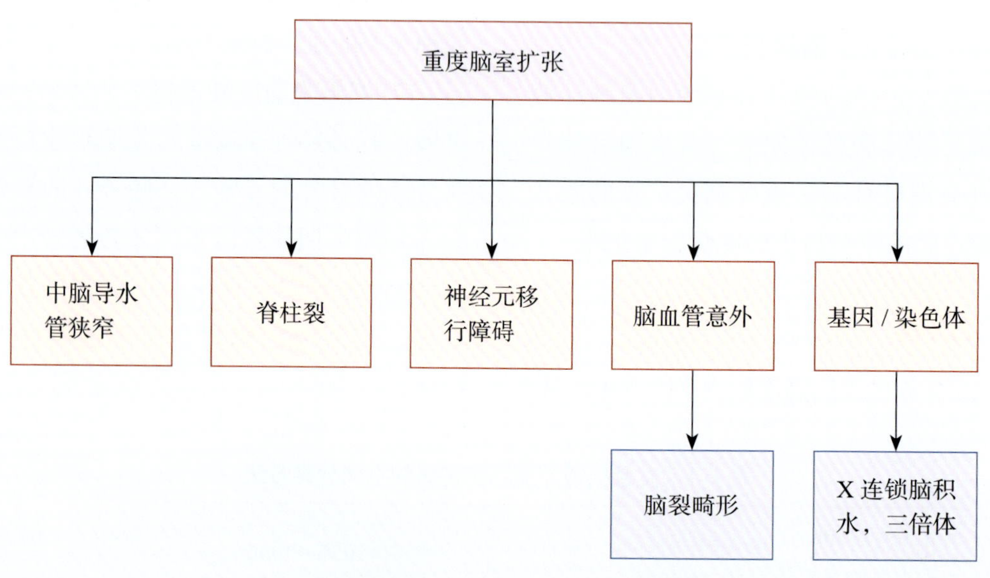

▲ 诊断流程 1-2 重度脑室扩张分类导图

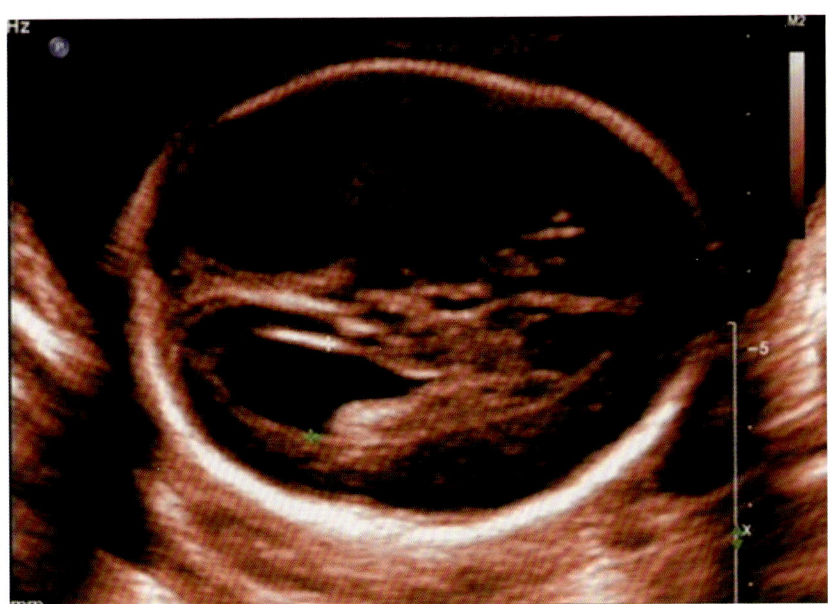

▲ 图 1-1　中度脑室扩张

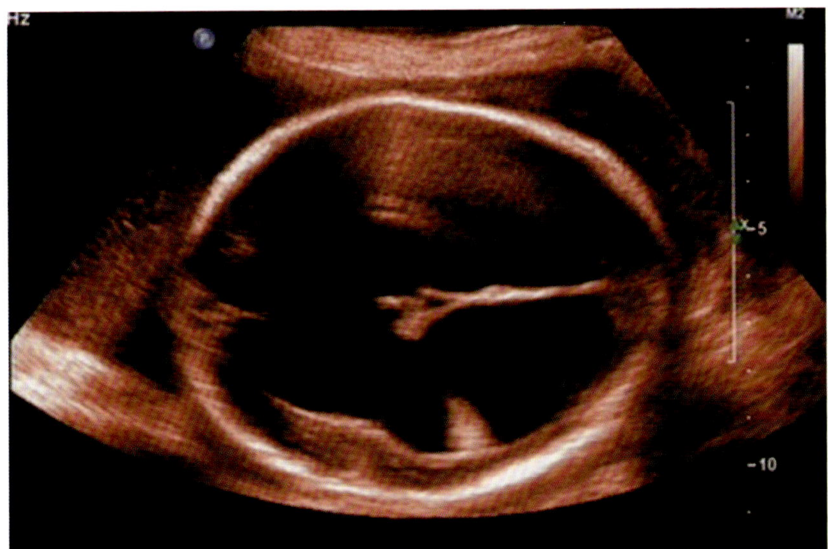

▲ 图 1-2　重度脑室扩张

拓展阅读

[1] Carta S, Kaelin Agten A, Belcaro C, Bhide A. Outcome of fetuses with prenatal diagnosis of isolated severe bilateral ventriculomegaly: Systematic review and meta-analysis. *Ultrasound Obstet Gynecol*. 2018 Aug; 52(2): 165–73.

[2] Garel C, Luton D, Oury JF et al. Ventricular dilatations. *Childs Nerv Syst*. 2003; 19: 517–23.

[3] International Society of Ultrasound in Obstetrics and Gynecology. Sonographic examination of the fetal central nervous system: Guidelines for performing the “basic examination” and the “fetal neurosonogram.” *Ultrasound Obstet Gynecol*. 2007; 29: 109–16.

[4] Melchiorre K, Bhide A, Gika AD et al. Counseling in isolated mild fetal ventriculomegaly. *Ultrasound Obstet Gynecol*. 2009; 34: 212–24.

[5] Pagani G, Thilaganathan B, Prefumo F. Neurodevelopmental outcome in isolated mild fetal ventriculomegaly: Systematic review and meta-analysis. *Ultrasound Obstet Gynecol.* 2014; 44: 254–60.
[6] Rossi AC, Prefumo F. Additional value of fetal magnetic resonance imaging in the prenatal diagnosis of central nervous system anomalies: A systematic review of the literature. *Ultrasound Obstet Gynecol.* 2014; 44: 388–93.
[7] Scala C, Familiari A, Pinas A et al. Perinatal and long-term outcome in fetuses diagnosed with isolated unilateral ventriculomegaly: Systematic review and meta-analysis. *Ultrasound Obstet Gynecol.* 2016 Apr 19.

第 2 章　颅内囊肿

Intracranial Cysts

胎儿颅内的很多囊性结构不是真正的囊肿，而可能是假性囊肿，两者的鉴别有利于准确诊断。真正的颅内囊肿有囊壁、边缘规则、并可有压迫效应。而假性囊肿无囊壁、边缘不规则、无压迫效应。

脉络丛囊肿是由于脉络丛腺体阻塞而形成的脑脊液聚集，在筛查时，见于 1%～3% 的胎儿。脉络丛囊肿胎儿的 18- 三体（Edwards 综合征）风险增高，但在 18- 三体中脉络丛囊肿极少孤立存在。通过母体游离细胞 DNA 的无创产前筛查、妊娠 11～14 周颈项透明层检查等染色体异常的早期筛查并核对妊娠周后，提示为低风险者，胎儿脉络丛囊肿与 18- 三体无显著相关性。如果大脑结构显示正常且囊肿体积不大，则对胎儿无害，可随妊娠周增加而消失，无须后续随访。

蛛网膜囊肿是起源于蛛网膜且包含脑脊液的罕见囊肿。蛛网膜囊肿与脑室系统不相通，多孤立存在，形态规则且不在脑中线上，大小各异。可伴发压迫效应导致的脑中线偏移。单发且体积不是非常大的蛛网膜囊肿预后通常较好。

半球间“囊肿”属于用词不当，因为它通常是假性囊肿，超声表现为脑中线上的囊性结构，来源于胼胝体缺失导致的第三脑室顶部缺失（见第 3 章）。

盖伦静脉瘤是一种罕见的颅后窝畸形，盖伦静脉不是囊肿，而是一种颅内的静脉窦严重扩张，彩色血流图可显示其内流动的血液。它可以导致心力衰竭，表现为心脏扩大和静脉导管搏动性增加，严重者可导致胎儿水肿。

脑穿通性囊肿是破坏性（溶解性）病灶，由于脑白质损害，囊肿通常与脑室相通，多由脑出血引起而无占位效应。

可卡因应用可引起短暂而强烈的血管痉挛，包括供应大脑的血管。由可卡因应用引起的畸形与其他类型的畸形均不同。

静脉畸形是最近报道的一种颅后窝罕见畸形，静脉畸形可包含血凝块或极低速血流，使用彩色血流成像无法显示血流信号。目前有限的证据提示静脉畸形可能对发育中的大脑产生压迫效应，因此需密切监测其预后。

颅后窝的囊性结构如下。

- 枕大池增宽：小脑横切面测量小脑延髓池宽度＞10mm 时，需进行仔细超声检查，确定是否孤立存在、小脑和蚓部形态是否正常，可合并脑室增宽，但如果孤立存在且无进展，预后通常较好。
- Blake 陷窝囊肿：代表第四脑室与小脑延髓池的一种交通，表现为单房囊肿而无多普勒血流信号。需仔细评估并确定小脑和蚓部等其他颅脑结构是否正常，常孤立存在，大部分可自然吸收。
- Dandy-Walker 畸形：颅后窝内第四脑室扩张并延伸至小脑延髓池内，小脑蚓部发育不良或者缺失。常合并染色体异常（主要是 18- 三体和 13- 三体）或遗传综合征，常合并其他异常，如重度脑室扩张，其预后需要监测。

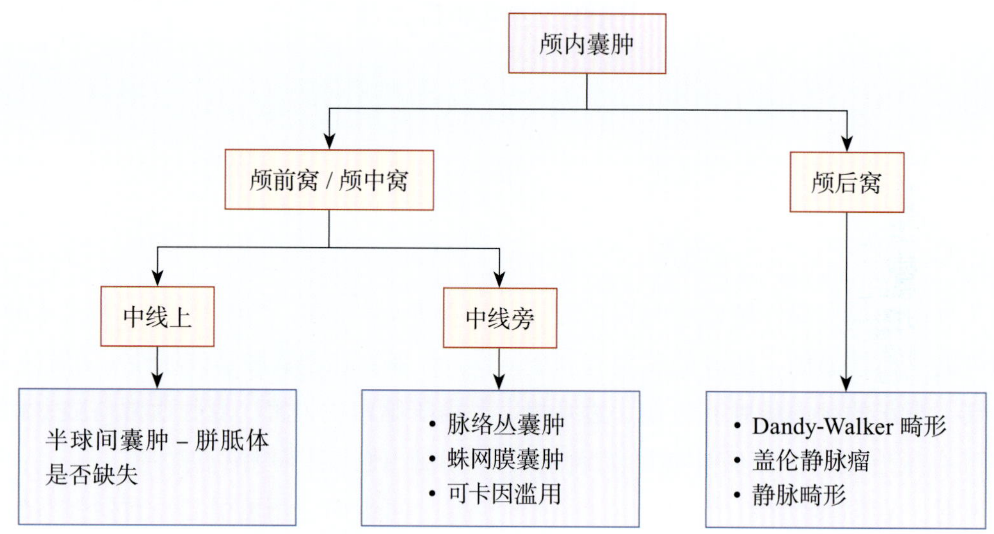

1. 回顾 NT 风险
2. 考虑染色体核型
3. 囊肿内有无彩色血流信号
4. 是否合并其他异常
(1) 马蹄内翻足
(2) 肢体运动
(3) 18– 三体的其他征象
(4) 水肿
(5) 静脉导管搏动指数增高

▲ **诊断流程 2–1**　颅内囊肿的分类和建议

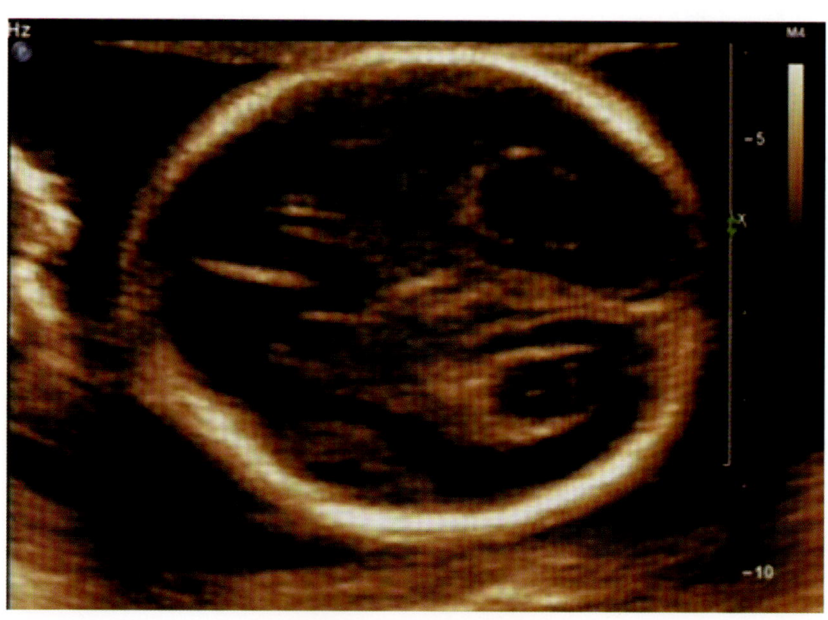

▲ **图 2–1**　脉络丛囊肿

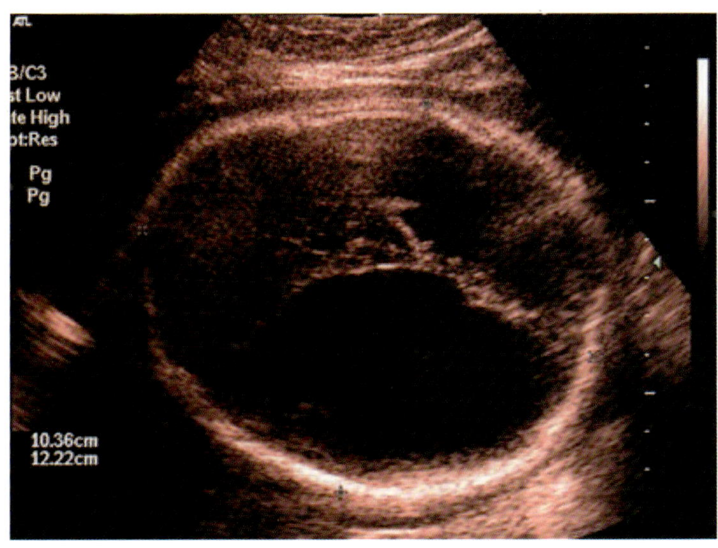

◀ 图 2-2　蛛网膜囊肿

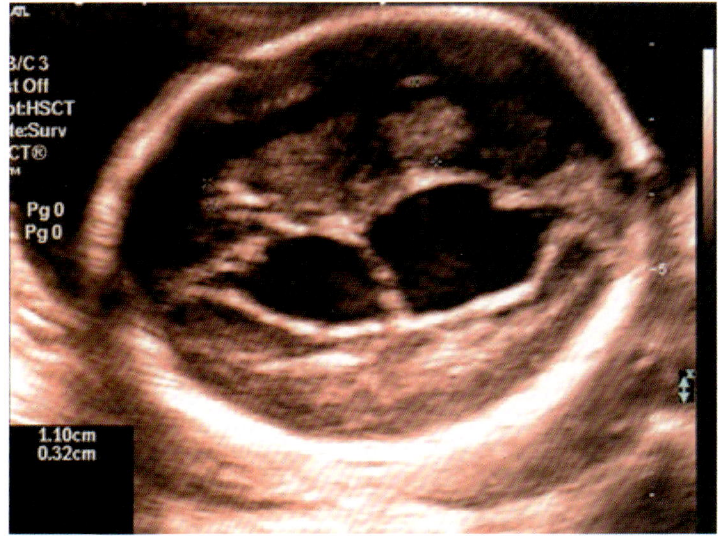

◀ 图 2-3　中线蛛网膜（第三脑室）囊肿

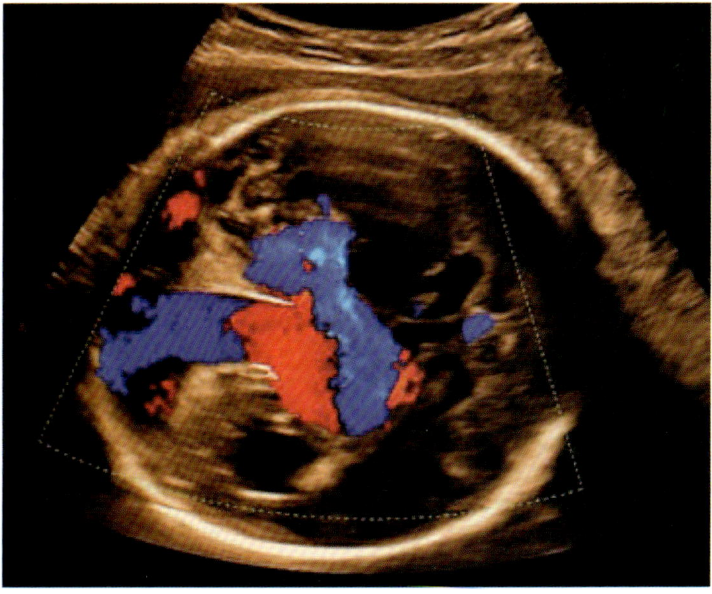

◀ 图 2-4　盖伦静脉畸形

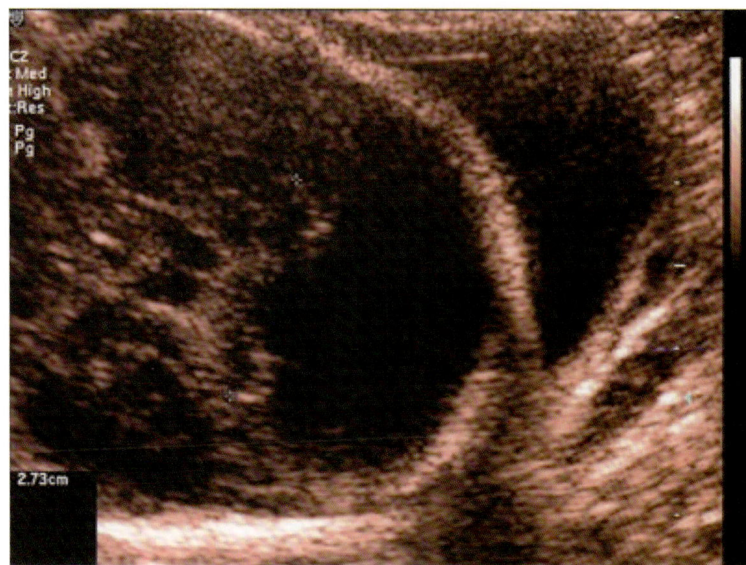

◀ 图 2-5　颅后窝囊肿

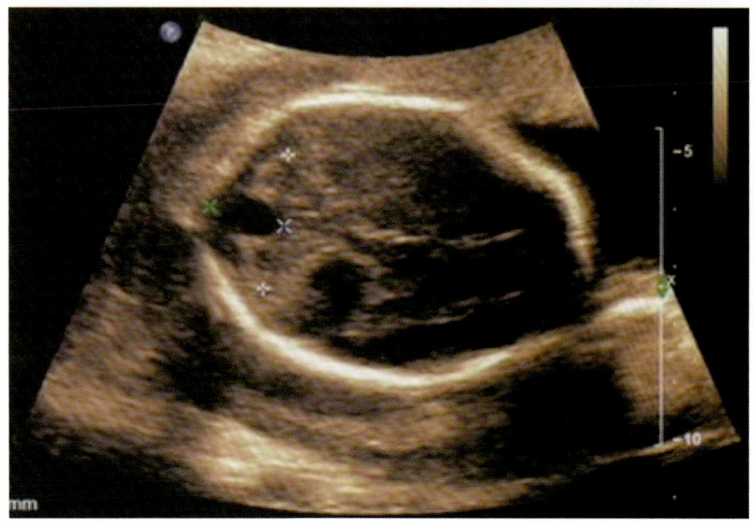

◀ 图 2-6　小脑蚓部缺失

拓展阅读

[1] Epelman M, Daneman A, Blaser SI et al. Differential diagnosis of intracranial cystic lesions at Head US: Correlation with CT and MR imaging. *RadioGraphics*. 2006; 26(1): 173–96.

[2] Pilu G, Falco P, Perolo A et al. Differential diagnosis and outcome of fetal intracranial hypoechoic lesions: Report of 21 cases. *Ultrasound Obstet Gynecol*. 1997; 9: 229–36.

第 3 章 胼胝体缺失

Agenesis Of Corpus Callosum

胼胝体是连接左右大脑半球的最大纤维束。胼胝体缺失（agenesis of corpus callosum，ACC）分为完全性和部分性。ACC 在普通人群中的发病率为 0.02%，在神经发育障碍儿童中的发病率为 2%～6%。由于 ACC 预后差异较大，可能预后正常，也可能有严重的运动和认知功能障碍，因此产前咨询非常困难。

一、疑似 ACC

妊娠中期常规筛查并不包括胼胝体结构。但当出现透明隔腔缺如，脑室扩张和脑中线病变，包括脂肪瘤和囊肿等间接征象时，要高度怀疑 ACC。上述间接征象在部分性 ACC 胎儿中的表现变异度较大，并非均有所表现。

二、诊断胼胝体缺失

胼胝体的超声显示需要在常规筛查切面以外的切面获得。从妊娠 18 周开始，冠状切面和矢状切面上均可见薄而上下有边界的胼胝体低回声。正中矢状切面清楚的显示胼周动脉说明存在胼胝体，胼周动脉伴行于胼胝体上方（ACC 时胼周动脉缺如）。

三、辅助检查

染色体核型 / 阵列比较基因组杂交分析：即使是孤立性 ACC，无论是完全的还是部分的，胎儿染色体异常的发生率均增高。

胎儿脑磁共振：只有 10% 产前诊断孤立性 ACC 胎儿在磁共振检查中可发现相关的异常。胎儿磁共振显示大多数异常为神经元迁移障碍。

四、孤立性 ACC 的产前咨询

据报道，约 70% 产前诊断为孤立性 ACC 的儿童神经发育正常。ACC 患者中最常见的症状是运动和认知功能发育迟缓、癫痫、社交和语言障碍。此外，ACC 与自闭症、精神分裂症、注意缺陷障碍症的发生相关。家长应被告知产前胎儿影像学检查常无法区分所有复杂性和孤立性病例，此外，5%～10% 的 ACC 在出生后方能明确诊断。

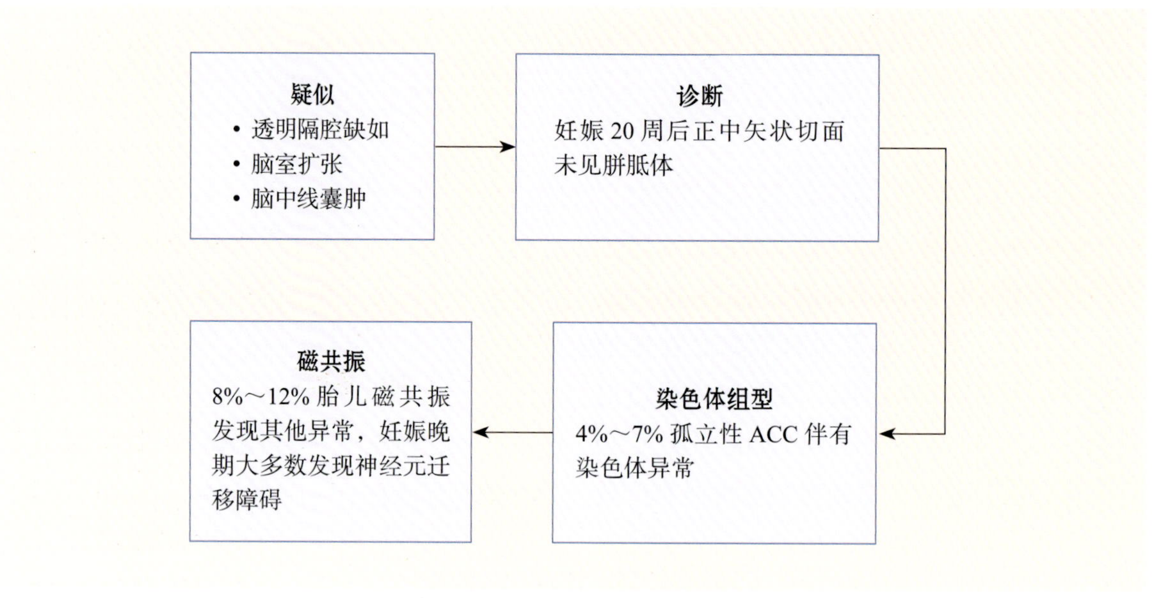

▲ 诊断流程 3-1　**ACC 诊断思路**

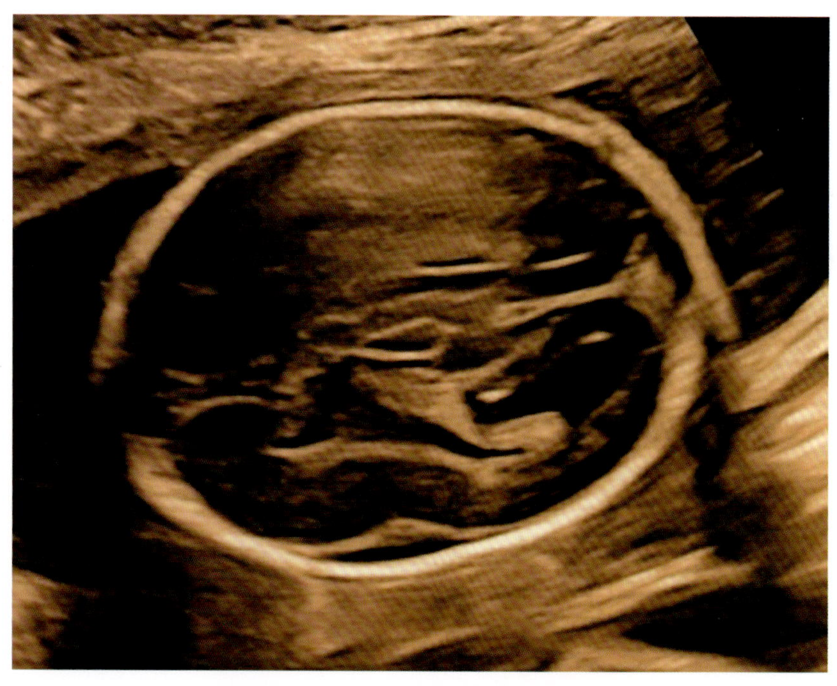

▲ 图 3-1　**ACC，横切面未见透明隔腔**

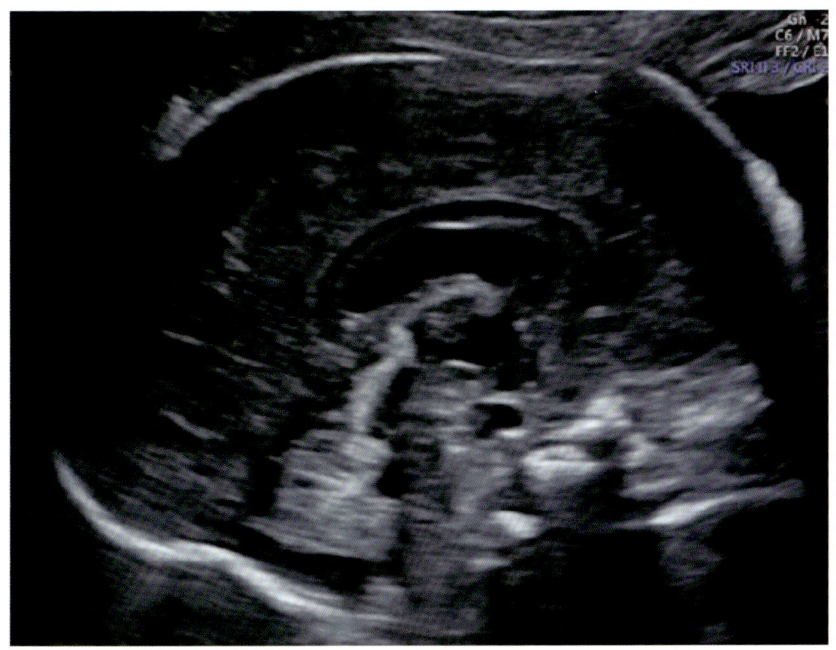

▲ 图 3–2　正中矢状切面显示胼胝体

拓展阅读

[1] D'Antonio F, Pagani G, Familiari A et al. Outcomes associated with isolated agenesis of the corpus callosum: A meta-analysis. *Pediatrics*. 2016; 138(3): e20160445.

[2] Santo S, D'Antonio F, Homfray T, Rich P, Pilu G, Bhide A, Thilaganathan B, Papageorghiou T. Counseling in fetal medicine: Agenesis of the corpus callosum. *Ultrasound Obstet Gynecol*. 2012; 40: 513–21.

[3] Youssef A, Ghi T, Pilu G. How to image the fetal corpus callosum. *Ultrasound Obstet Gynecol*. 2013; 42: 718–20.

第 4 章　头形异常

Abnormal Skull Shape

常规超声检查需要评估头颅的大小、形状、完整性和骨化情况。正常情况下，头颅呈椭圆形，回声连续，颅缝细窄。

当头颅过圆或过长时，分别称为短头畸形和长头畸形。这是最常见的正常变异。

- 短头畸形时，头部更短、更宽。这通常是由正常变异引起，但也与 21- 三体综合征有关。冠状缝提早闭合也可能是一个原因，见于 Pfeiffer 综合征，同时还可能存在眼距过宽、短指（趾）或并指（趾）。
- 长头畸形常与胎儿臀位或羊水减少引起的压力效应有关。妊娠晚期可能由于矢状缝早闭所致。

柠檬形头颅是开放性神经管缺陷的典型特征。柠檬头最常见于妊娠中期，并于妊娠晚期自行消失。在开放性脊柱裂中，还存在香蕉形小脑。仅有“柠檬头”而不合并脊柱裂时没有临床意义，但需要对脊柱进行详细扫查后再下结论（见第 27 章）。

发现草莓形头颅时应怀疑 18- 三体综合征（Edwards 综合征）。筛查需要确定产妇是否为高龄，妊娠 11～14 周胎儿颈项透明层是否增厚。因为常存在早发型胎儿宫内生长受限，因此需要根据孕早期的超声检查核对妊娠周。18- 三体综合征的其他特征如脉络丛囊肿、小颌、先天性心脏病、脐膨出和马蹄内翻足，也可能存在。外观相似的三角形头颅是由于额缝闭合所致，也可能是 Jacobsen 或 Opitz C 综合征的表现之一。

苜蓿叶形或三叶草形头颅可能与致死性侏儒有关，这是一种致死性骨骼发育不良（见第 27 章）。也可见于 Apert 综合征或 Crouzon 综合征。

脑膨出与颅骨缺损有关。后方的脑膨出较其他部位更常见。颅骨缺损大小不一，可以是整个颅骨缺损，也可以是非常小的缺损以至于容易被遗漏。此外还应注意 Meckel-Gruber 综合征的表现（枕部脑膨出、多囊肾、多指 / 趾），这是一种常染色体隐性遗传疾病。

在某些情况下，颅骨骨化差且容易因探头的施压而变形。这可能是低磷酸酯酶症；软骨生成不全是一种致死性骨骼发育不良，除了上述表现，还存在长骨严重缩短。

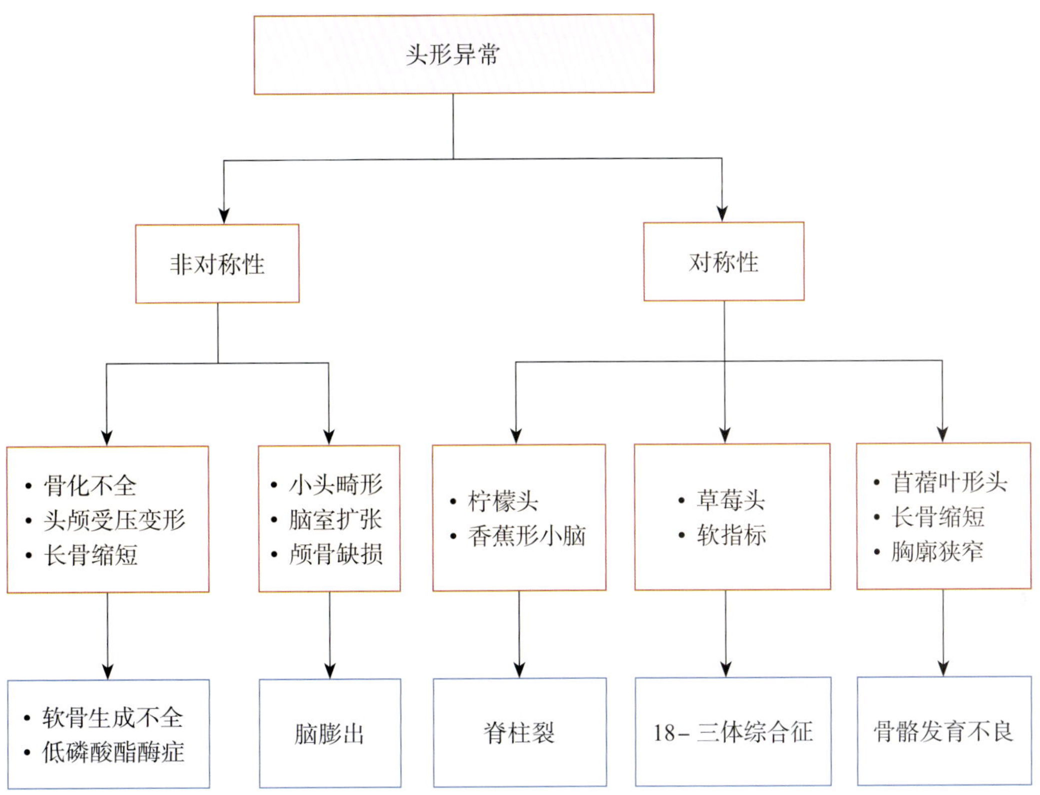

▲ 诊断流程 4-1 头形异常分类

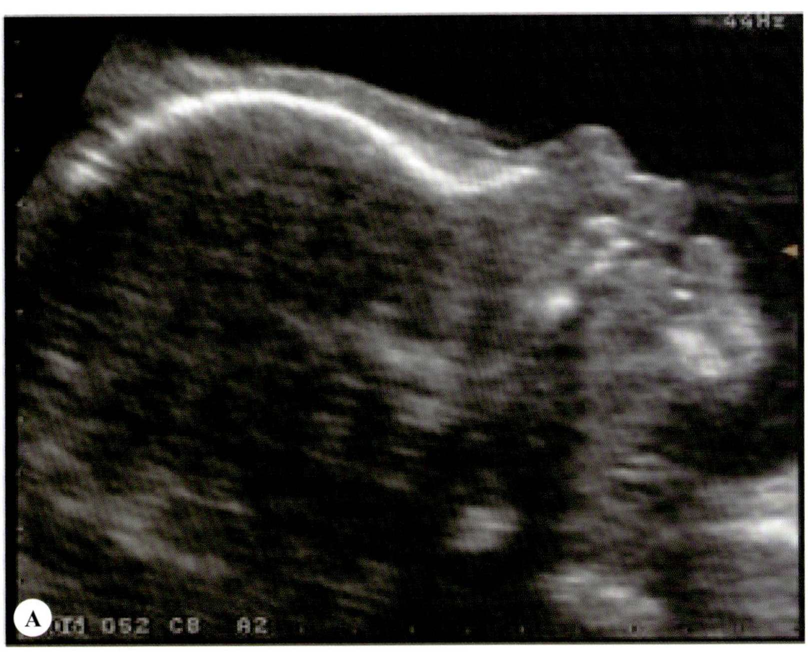

▲ 图 4-1 A. 正常面部正中矢状切面

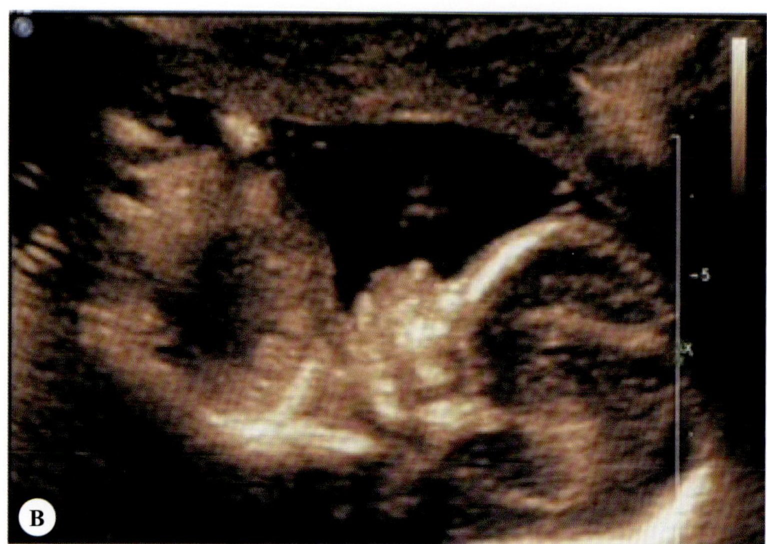

◀ 图 4-1（续） B. 前额隆起

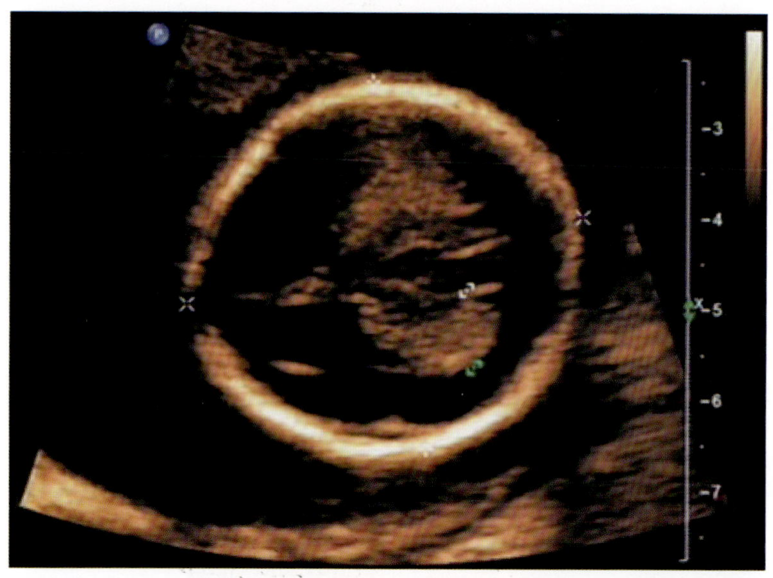

◀ 图 4-2 短头畸形

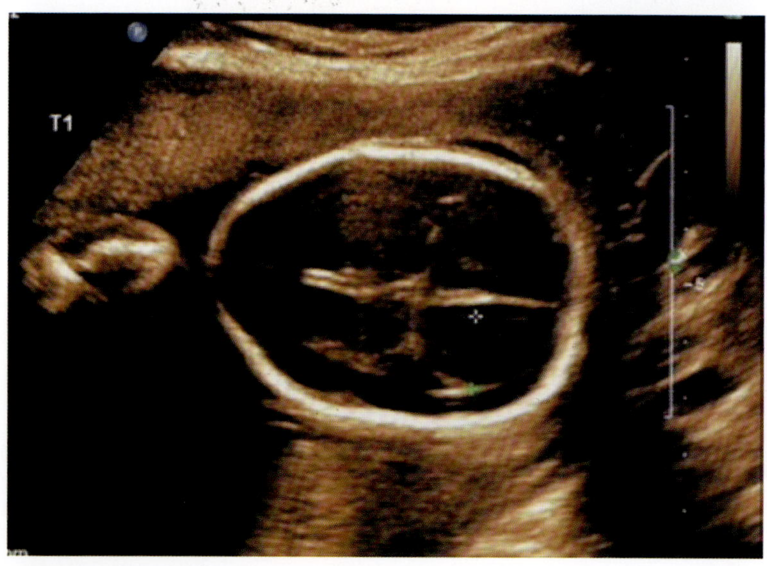

◀ 图 4-3 柠檬头

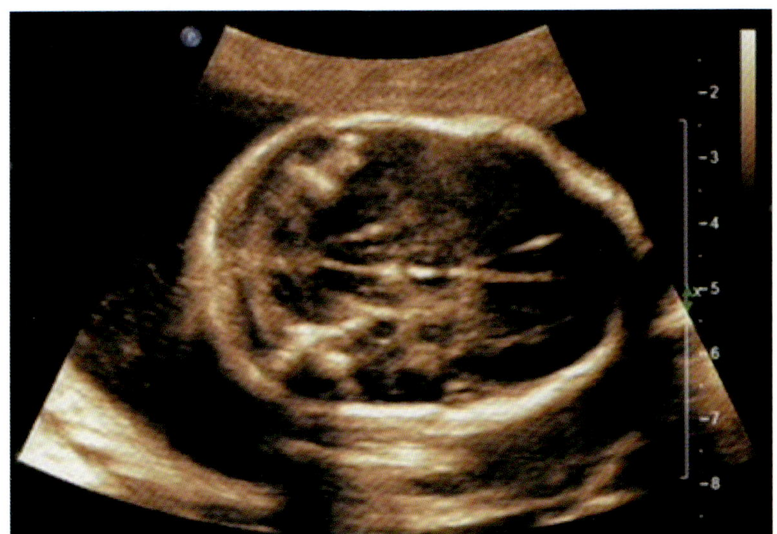

◀ 图 4-4　香蕉形小脑

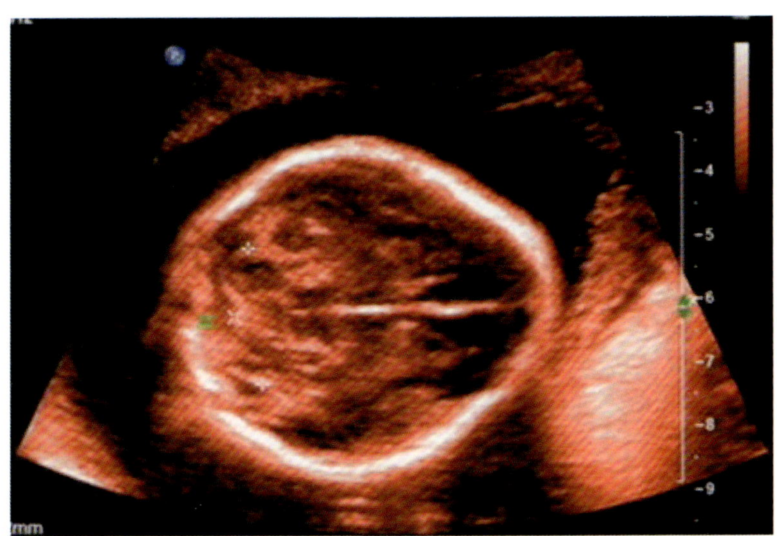

◀ 图 4-5　草莓头

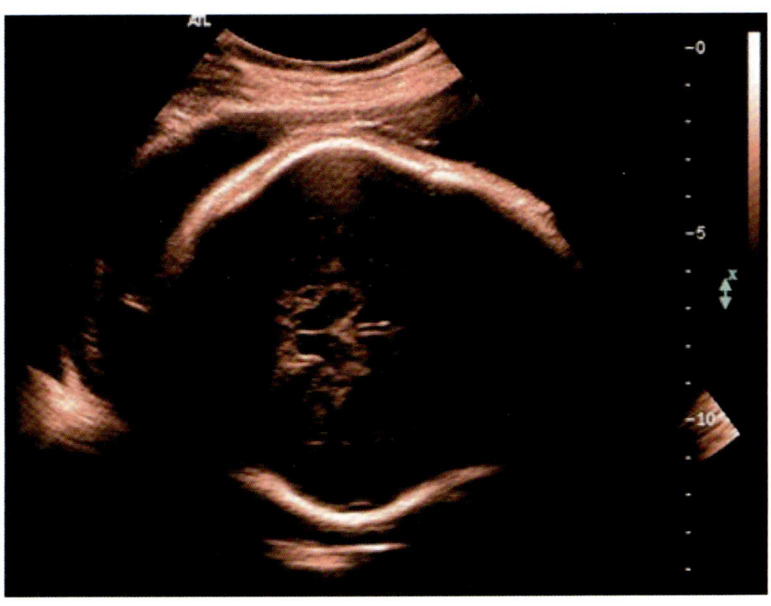

◀ 图 4-6　苜蓿叶形头

拓展阅读

[1] Accardi MC, Lo Magno E, Ermito S et al. Echotomography of craniosynostosis: Review of literature. *J Prenat Med*. 2009 Apr; 3(2): 31–3.

第5章 面 裂

Facial Clefts

面裂通常是孤立性的，但有时也可能与其他医学疾病相关，如染色体异常、遗传综合征、面裂家族史。大多数病例中，唇裂常伴随腭裂。

超声可在冠状面显示嘴唇和鼻孔，可在横切面显示牙槽嵴的缺陷，可在纵切面显示双侧唇裂/牙槽裂的“上颌前突”。超声检查通常观察不到腭部，但可以显示牙槽嵴的缺陷，而且在大多数情况下，牙槽嵴的缺陷与硬腭的缺陷相关。

对于不伴唇裂/牙槽裂的腭裂，产前诊断非常困难。有报道应用三维超声“面部反转成像”可以提高腭裂的产前诊断。“等号征”（正常悬雍垂的典型回声模式）有助于在唇腭裂的情况下评估软腭。“等号征”可证明腭部是完整的。如果“等号征”缺失，则表明存在腭裂，应在正中矢状面上对软腭进行进一步检查。当软腭不可见时，可以确诊为腭裂。

仔细检查胎儿的心脏和大脑结构是必要的。胎儿超声心动图检查的转诊门槛应该降低。

正中和双侧唇裂/腭裂与潜在的染色体异常或大脑中线结构异常的高风险有关。在没有既往史或家族史的情况下，产前确诊相关遗传综合征也非常困难。面裂是13-三体综合征的一个公认特征。

13-三体综合征（Patau综合征）：母亲可能为高龄产妇。在妊娠11～14周时，可能出现胎儿颈项透明层增宽。妊娠早期可能已经出现了细胞游离DNA。13-三体综合征的其他指标可能有中枢神经系统的异常，如脑室扩大或全前脑畸形。95%以上的胎儿有心脏异常，还可能出现多指畸形和摇椅足。

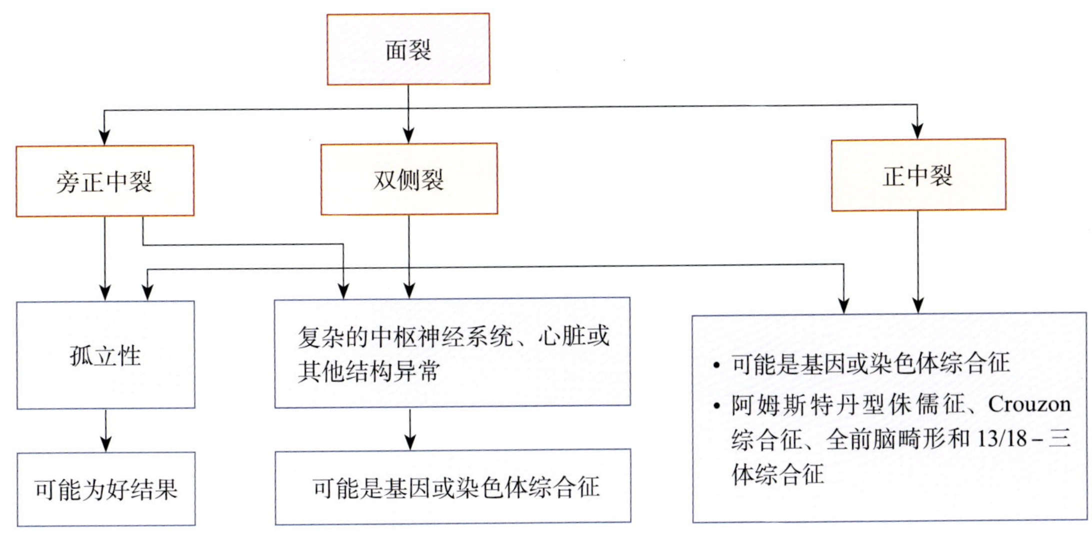

▲ 诊断流程 5-1 面裂的分类

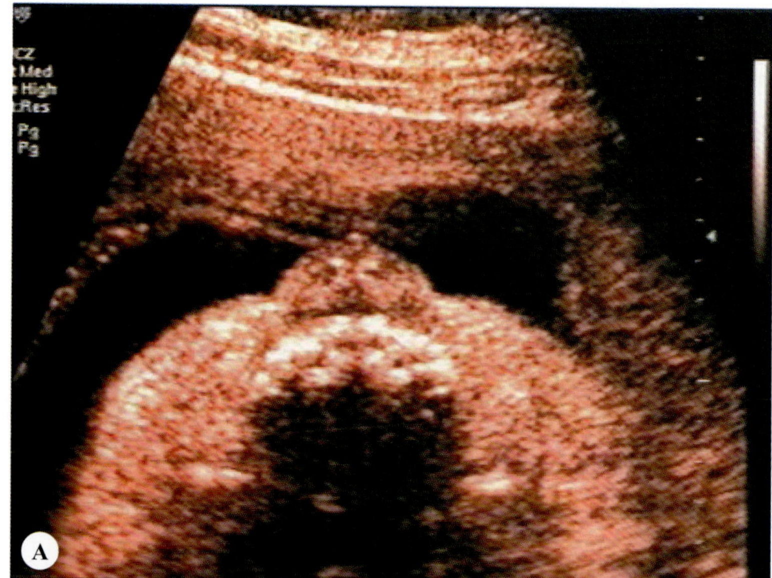

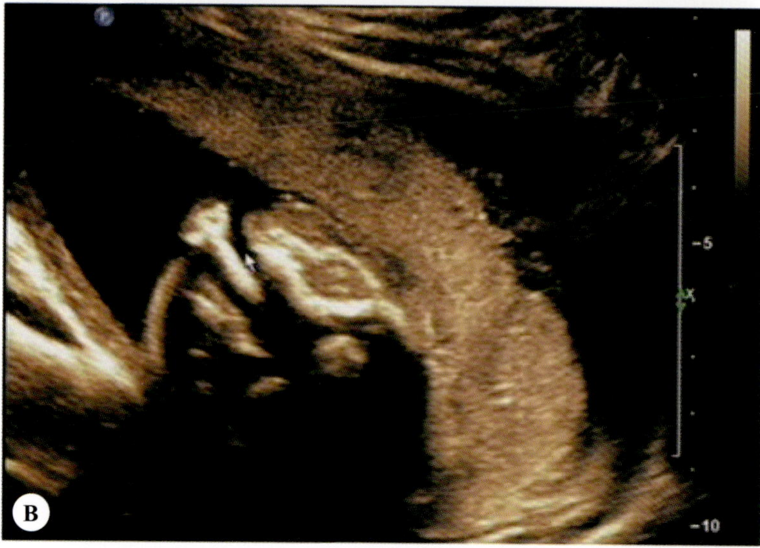

◀ 图 5-1 **A.** 正常牙槽嵴；**B.** 双侧牙槽裂和原发腭裂

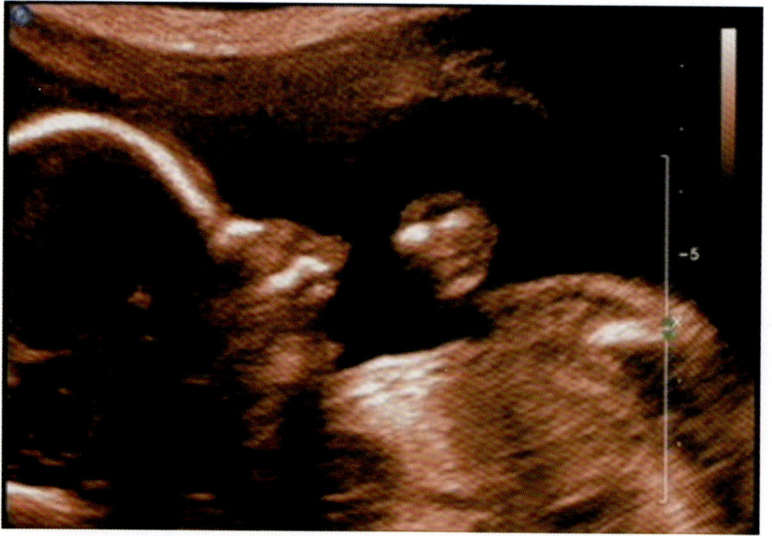

◀ 图 5-2 上颌前突

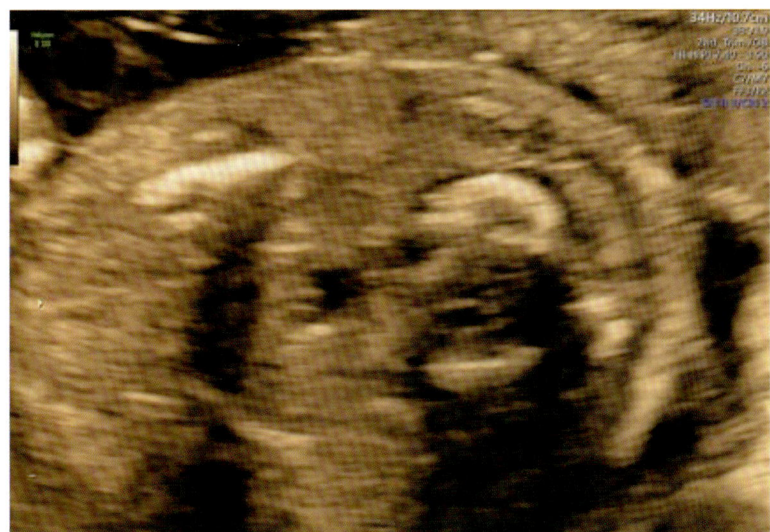

◀ 图 5-3 “等号征”

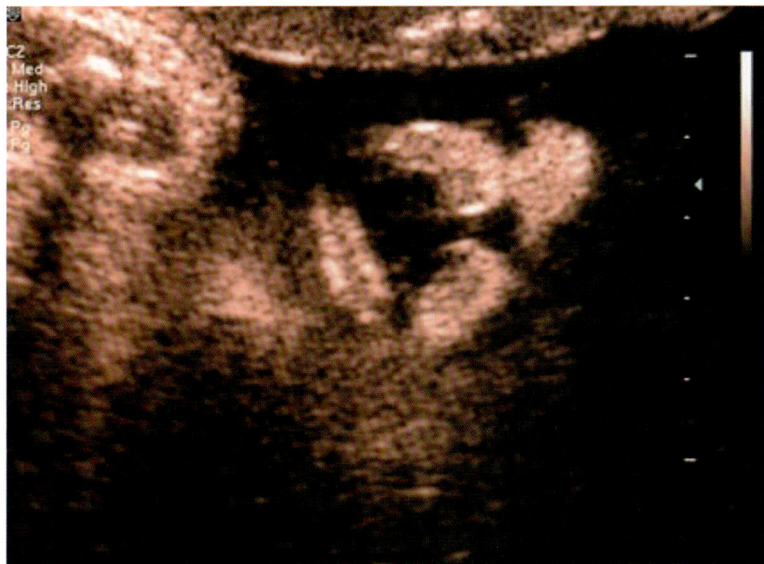

◀ 图 5-4 单侧唇裂

拓展阅读

[1] James JN, Schlieder DW. Prenatal counseling, ultrasound diagnosis, and the role of maternal-fetal medicine of the cleft lip and palate patient. *Oral Maxillofac Surg Clin North Am*. 2016; 28: 145–51.

[2] Wilhelm L, Borgers H. The “equals sign”: A novel marker in the diagnosis of fetal isolated cleft palate. *Ultrasound Obstet Gynecol*. 2010; 36: 439–44.

第6章 小颌畸形

Micrognathia

胎儿颏部在面部矢状切面上显示效果最理想。目前尚无小颌畸形的定义，诊断较为主观。除非并发严重畸形，否则产前超声诊断小颌畸形非常困难。

一、Goldenhar 综合征

又称为“半侧颜面短小畸形”，这类出生缺陷涉及由第一和第二腮弓发育而来的组织器官，主要表现为面部结构左右侧不对称。除颅面畸形外，还可能存在心脏、脊椎和中枢神经系统缺陷。大部分为散发病例，少部分为常染色体显性遗传疾病。

二、13-三体综合征（Patau 综合征）

该病在高龄孕妇中更为常见。在妊娠11～14周时，患儿颈项透明层可能会增厚。细胞游离DNA检测也可以在此期进行。超过95%的胎儿也可表现为13-三体综合征的其他征象，如脑室扩大、前脑无裂畸形、多指（趾）畸形、摇椅足和心脏畸形。

三、18-三体综合征（Edwards 综合征）

该病在高龄孕妇中更为常见。在妊娠11～14周时，患儿颈项透明层可能会增厚。细胞游离DNA检测也可在此期进行。患儿主要表现为早发型生长受限，还可能出现其他征象，如脉络丛囊肿、脑室扩大、持续握拳征、先天性心脏病（通常为复杂性先天性心脏病）、脐疝、单脐动脉和马蹄内翻足等。

四、CHARGE 综合征

主要超声表现包括后鼻孔闭锁、虹膜缺损、心脏畸形、生长受限和神经发育障碍。除心脏畸形外，上述其他畸形均很难通过产前超声检出。CHARGE综合征有时可表现为组织结构不对称。虽然遗传方式为常染色体显性遗传，但散发新生变异病例更为多见。

五、DiGeorge 综合征

有时也被称为由22q11微缺失引起的CATCH22（心脏畸形、面部异常、胸腺发育不良引起的T细胞缺陷、腭裂、甲状旁腺功能低下引起的低钙血症）。上述表型主要由颈神经嵴向咽弓咽囊衍化物迁移紊乱所致。虽然大多数病例是散发性的且由22q11.2染色体缺失所致，但该病已被证实为常染色体显性遗传疾病，常表现为轻至中度的学习困难。

六、Treacher-Collins 综合征

也称为下颌面骨发育不全。其特征包括睑裂下斜、下眼睑缺损、小颌畸形、腭裂、小耳畸形、颧骨发育不良和巨口。除小颌畸形外，其他特征都很难通过产前超声检出。该病是一种表现多样的常染色体显性遗传疾病。

七、Smith-Lemli-Opitz 综合征（SLOS）

7- 脱氢胆固醇还原酶的缺乏是 SLO 综合征的致病因素之一。有证据表明，患儿在出生前就开始出现生长受限。男性胎儿可表现为生殖器不明确和性反转。多指（趾）畸形和小头畸形较为常见，此外，还可表现为智力障碍。遗传方式为常染色体隐性遗传。

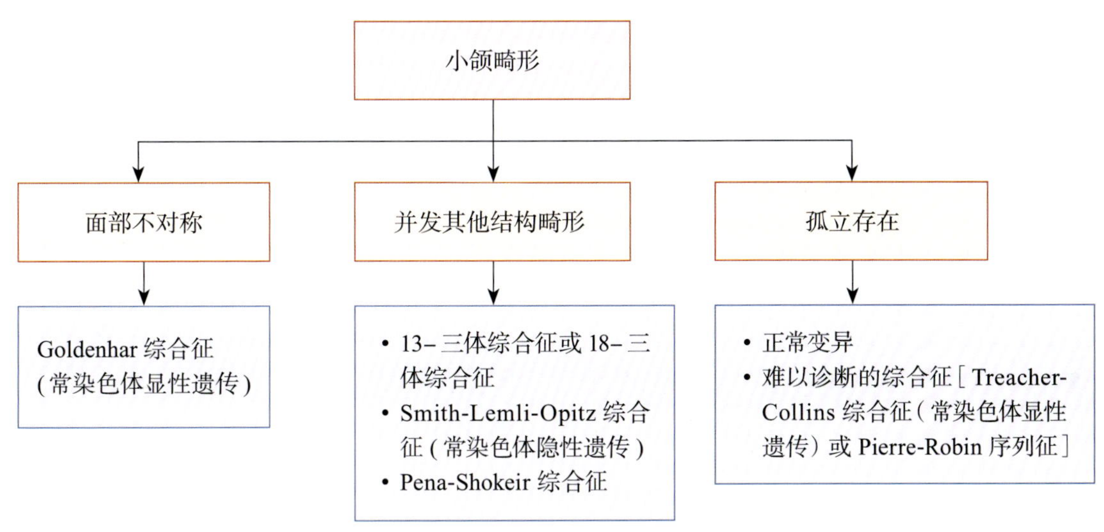

▲ 诊断流程 6-1　小颌畸形的分类

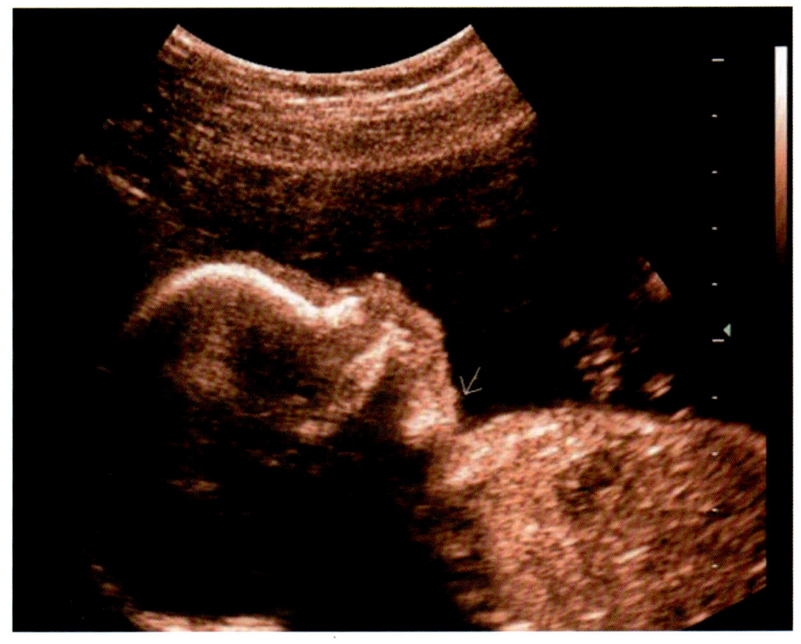

◀ 图 6-1　小颌畸形

拓展阅读

[1] Paladini D. Fetal micrognathia: Almost always an ominous finding. *Ultrasound Obstet Gynecol*. 2010; 35: 377–84.

第7章 鼻 骨

Nasal Bone

鼻骨发育不良与21-三体的关联已得到充分证实。在低风险和高风险人群中进行的超声研究，以及对唐氏综合征胎儿的组织病理学研究，都一致地证实了这种关联。已经确定50%～60%的唐氏综合征胎儿在11～14周的超声扫查和尸检研究中均发现鼻骨缺失/发育不良。然而，染色体正常的胎儿也可能存在鼻骨缺失。一项基于大样本的人群研究发现，在妊娠11～14周时有0.5%的正常胎儿鼻骨缺失（这一数据因父母种族不同而异）。

高龄产妇、颈项透明层增厚、血清生化指标异常以及超声扫查中发现异常或软标记是考虑风险预警和确定高危人群的重要因素。鼻骨缺失会显著增加21-三体的潜在风险，应考虑进行侵入性检查。另外，低风险人群中21-三体的患病率较低。胎儿鼻骨显示不清常是正常变异。随着游离细胞DNA检查的引进，鼻骨作为21-三体筛查标志物的重要性有待商榷。

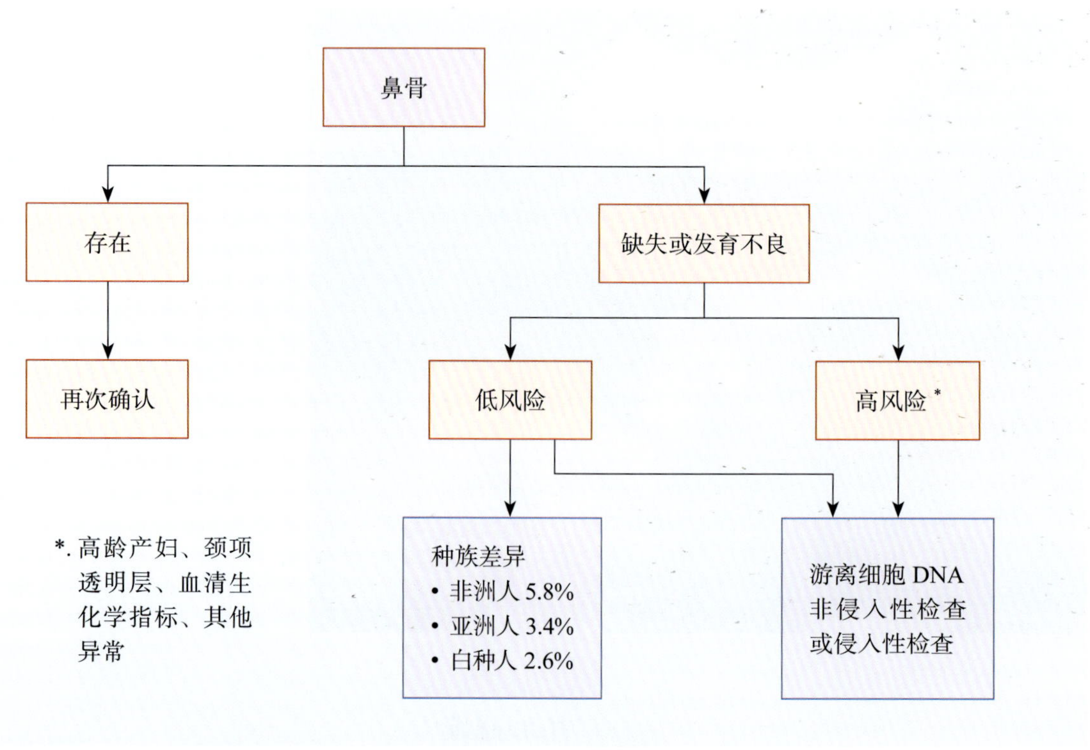

▲ 诊断流程7-1 鼻骨分类

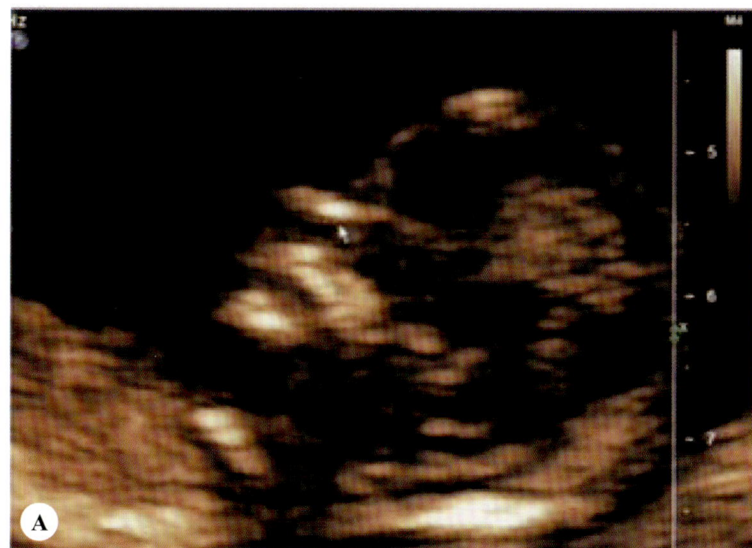

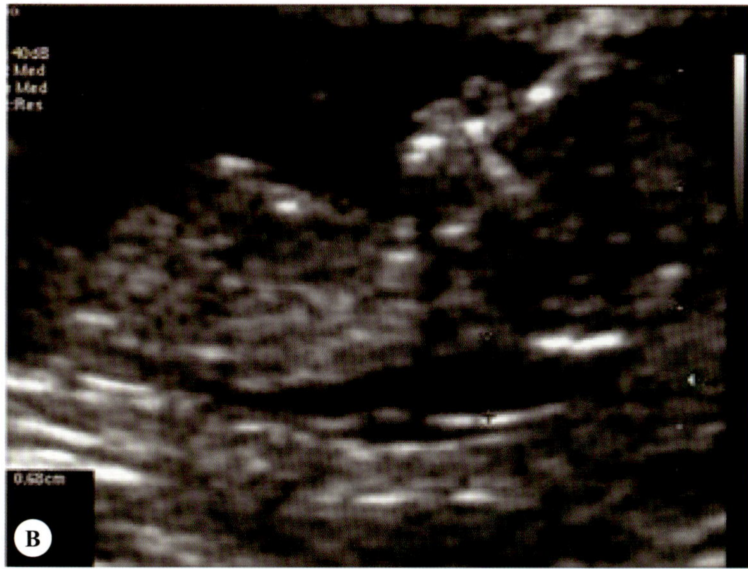

◀ 图 7-1　**A.** 妊娠早期鼻骨；**B.** 妊娠早期鼻骨缺失

◀ 图 7-2　妊娠中期鼻骨发育不良

拓展阅读

[1] Cicero S, Curcio P, Papageorghiou A, Sonek J, Nicolaides K. Absence of nasal bone in fetuses with trisomy 21 at 11–14 weeks of gestation: An observational study. *Lancet*. 2001; 358(9294): 1665–7.

[2] Prefumo F, Sairam S, Bhide A, Thilaganathan B. First-trimester nuchal translucency, nasal bones, and trisomy 21 in selected and unselected populations. *Am J Obstetrics and Gynecology* 2006; 194: 828–33.

第 8 章　眼距过宽

Hypertelorism

眼距过宽是指眼内侧间距超过第 95 百分位。眼距过宽的原因包括：机械因素，如颅骨或颅缝过早融合；一些遗传综合征，如颅额鼻发育不良、Apert 综合征和 Crouzon 综合征等，眼距过宽是其中的特有体征。轻度眼距过宽可以是孤立发现，无临床表现。

在妊娠中期，超声检查不常规测量眼内距和眼外距。然而，如果存在其他胎儿异常时，尤其是面裂、颅脑形态异常、小颌畸形和脑部异常时，对面部的仔细检查有助于诊断潜在疾病。目前，可以通过手术矫正眼距过宽，但预后主要取决于潜在疾病。

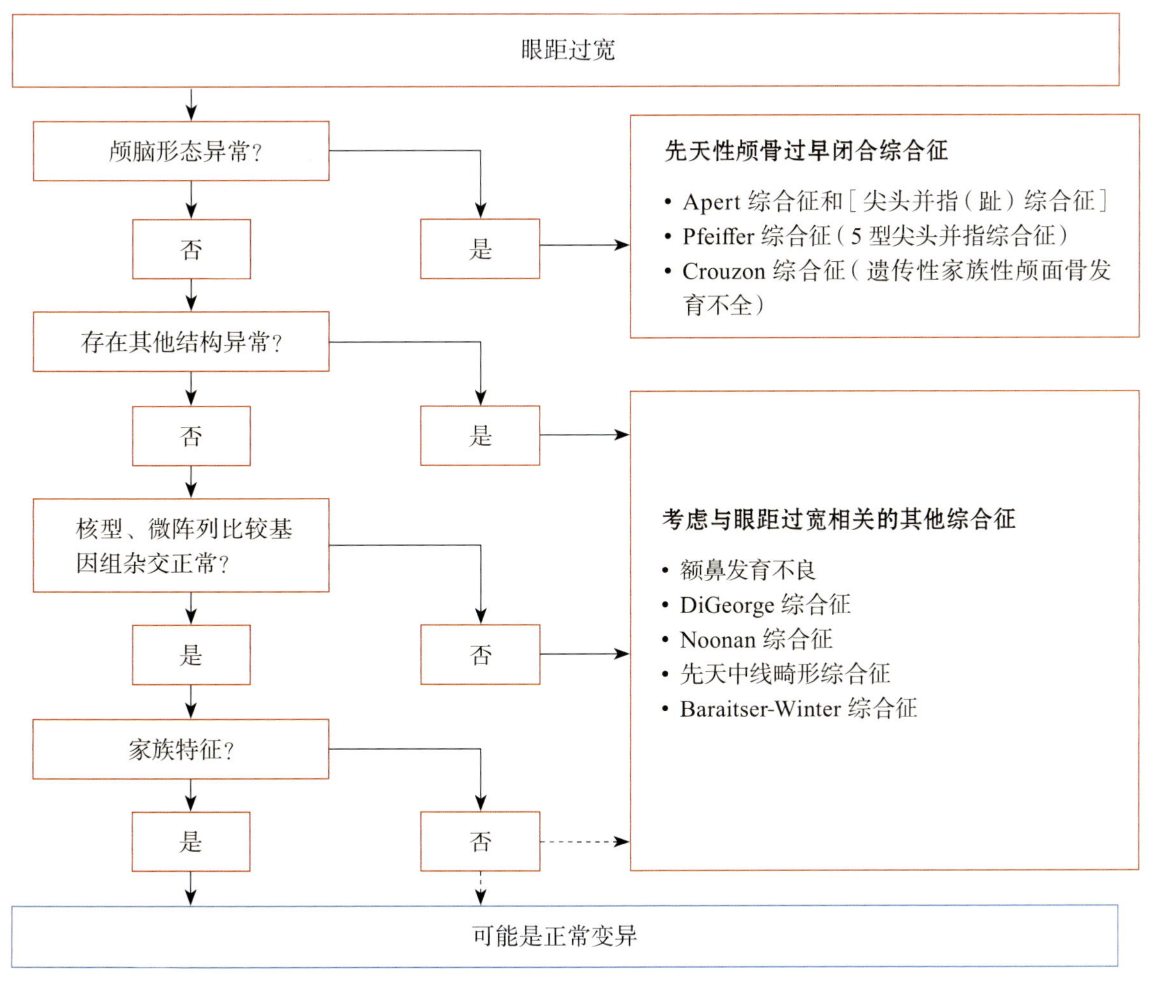

▲ 诊断流程 8-1　眼距过宽的分类

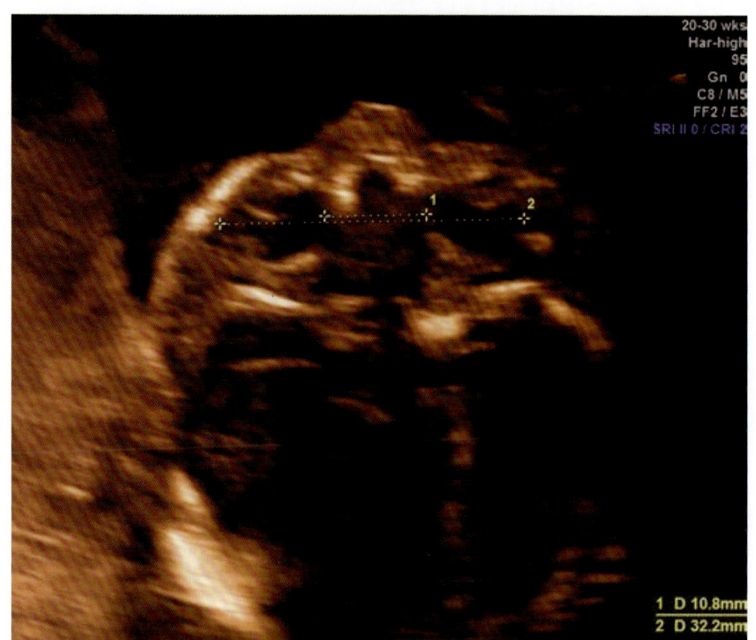

◀ 图 8-1 眼距过宽

拓展阅读

[1] Ondeck CL, Pretorius D, McCaulley J, Kinori M, Maloney T, Hull A, Robbins SL. Ultrasonographic prenatal imaging of fetal ocular and orbital abnormalities. *Surv Ophthalmol*. 2018; 63: 745–753.

第9章 胸腔肿瘤
Chest Tumors

大部分胎儿的胸腔肿瘤是良性的，多在妊娠中期发现。不伴胸腔积液时胎儿预后较好。常表现为高回声病灶及高回声区内含有无回声的混合病灶。

绝大部分的胸腔病灶都是单侧发病，表现为心轴偏向一侧及纵隔移位。以囊性为主的病变通常是先天性囊性腺瘤样病变（congenital cystic adenomatoid malformation，CCAM）[译者注：现在此疾病称为先天性肺气道畸形（congenital pulmonary airway malformation，CPAM）]。这些往往是胎儿孤立的病变，偶尔需要引流，以减少心脏受压。对于高回声为主的病灶，应对CCAM、肺隔离症或一过性支气管梗阻进行鉴别诊断。血供来源于胸主动脉或腹主动脉时提示可能为肺隔离症。大多数CCAM和肺隔离症共同存在的病变是在组织病理学检查中发现的。建议对这些病例进行连续监测，以及时发现胎儿水肿及进展。然而，由于大多数支气管梗阻和CCAM会自行消失，因此随着妊娠进展，病灶的检出会变得困难。由于外科医生会尽可能地切除胸部残余病灶，因此均建议在产后随访时进行胸部CT检查。

单侧病灶伴有混合回声时应考虑先天性膈疝（congenital diaphragmatic hernia，CDH），尤其是合并纵隔移位及正常位置胃泡不显像时。因为CDH合并畸形及染色体异常的风险很高，当怀疑CDH时应当尽可能地排除其他染色体软标记以及异常。做详细的胎儿超声心动图以排除可能存在的心脏畸形。总的来说，孤立性左侧膈疝的预后较累及肝脏的右侧膈疝要好。伴有心外畸形时预后较差。

双侧CCAM及先天性高位气道梗阻综合征（congenital high airway obstruction syndrome，CHAOS）都表现为双侧胸腔病灶。其他征象包括胎儿横膈反转和气道扩张。由于心脏静脉回流受阻，腹水也是常见的征象。除了连续扫查评估心脏外，应将胎儿转诊至三级中心进行分娩，以评估是否需要在生后立即接受外科手术。

胎儿胸腔中部病灶可能是肠源性、胸腺源性或心包源性。肠源性及支气管源性胸腔中部肿瘤通常是囊性或倾向于良性的，只有在病灶过大并且压迫心脏结构时预后会比较差。心包肿瘤常为畸胎瘤，最早会表现为心包积液。由于在心包表面的具体位置不同，它们可能会引起心律失常，具有潜在危险。当存在心包积液时应当仔细排除此类肿瘤。此外，心包穿刺术可能会挽救胎儿的生命，并且促进胎儿肺部的正常发育。

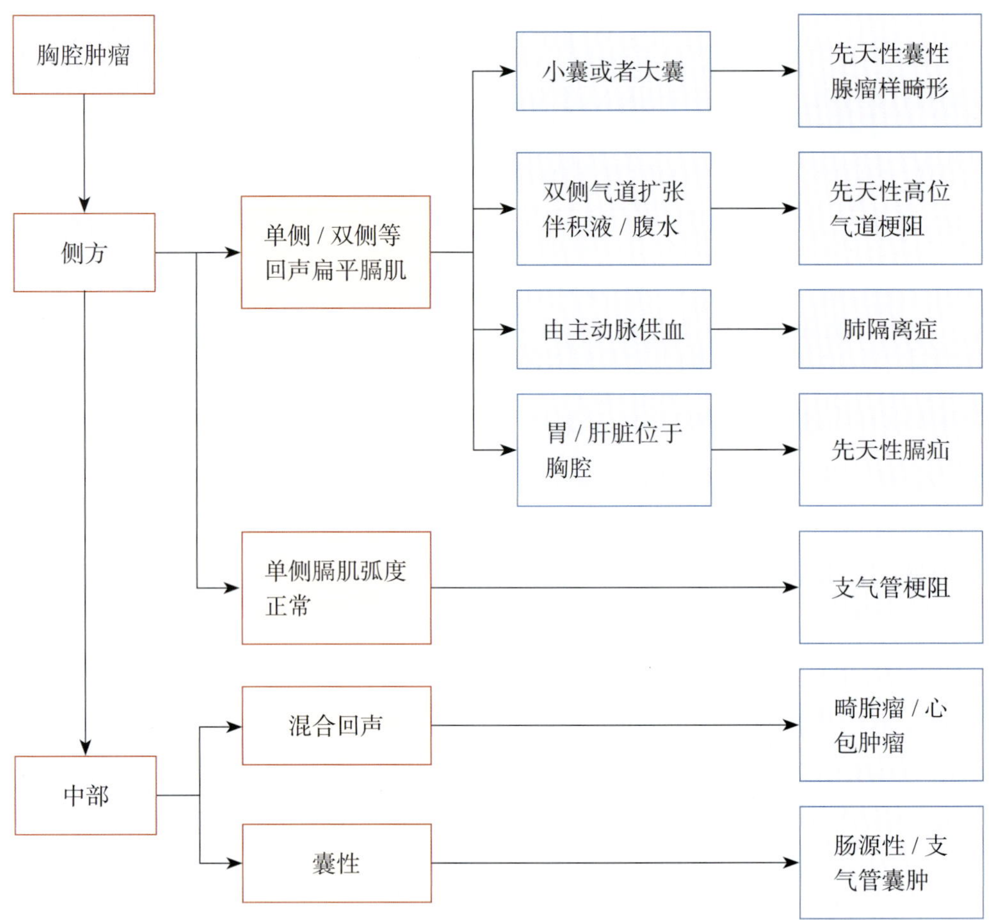

▲ 诊断流程 9-1　胸腔肿瘤鉴别诊断

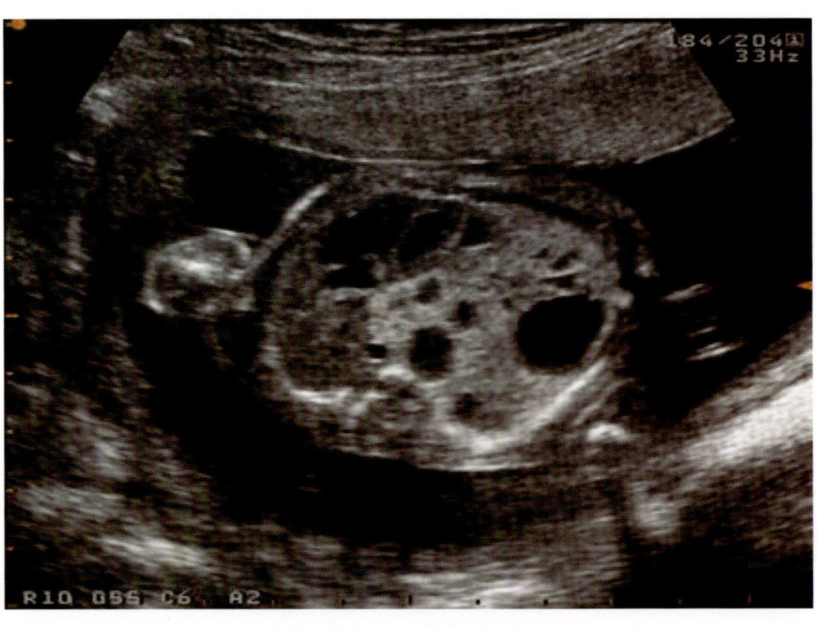

▲ 图 9-1　肺大囊型病灶

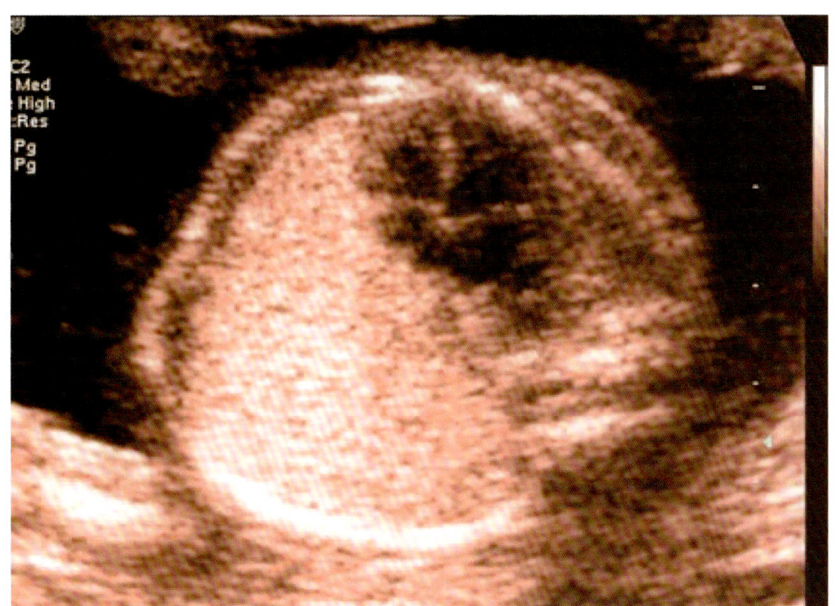

▲ 图 9-2 肺微囊型病灶

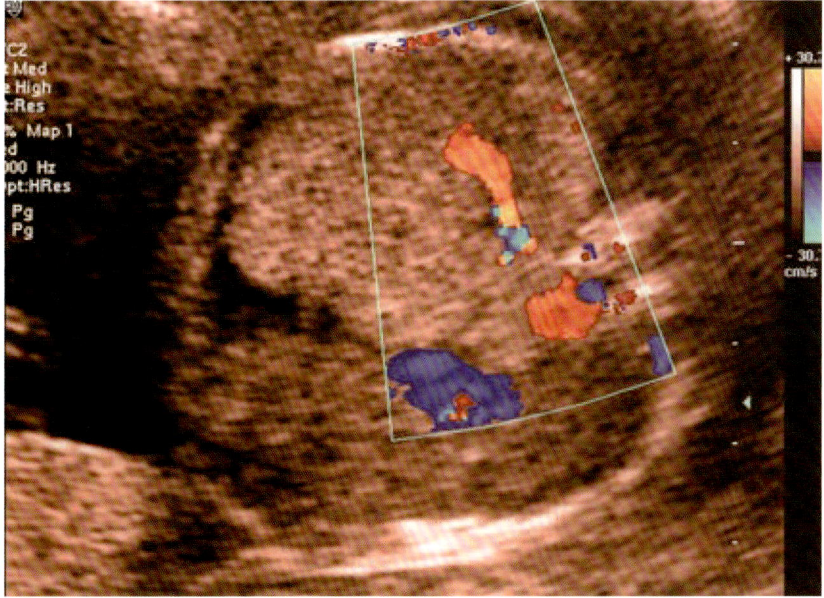

▲ 图 9-3 肺隔离症

拓展阅读

[1] Davenport M, Warne SA, Cacciaguerra S, Patel S, Greenough A, Nicolaides K. Current outcome of antenally diagnosed cystic lung disease. *J Pediatr Surg.* 2004; 39(4): 549–56.

[2] Gajewska-Knapik K, Impey L. Congenital lung lesions: Prenatal diagnosis and intervention. *Semin Pediatr Surg*. 2015; 24: 156–9.

[3] Lim FY, Crombleholme TM, Hedrick HL, Flake AW, Johnson MP, Howell LJ, Adzick NS. Congenital high airway obstruction syndrome: Natural history and management. *J Pediatr Surg*. 2003; 38(6): 940–5.

第 10 章　胸腔内积液
Chest Fluid

胎儿胸腔内积液在胎儿畸形筛查及偶尔因其他指征进行常规生长发育扫查时并不少见。可表现为囊性积液、胸腔积液或者心包积液。肺内或纵隔内囊性积液需要依照胸腔肿瘤处理。胸腔内积液表现为液体聚集于受压的肺组织周围。某些情况下胸腔积液及心包积液可同时发生，但独立出现更多见。

胸腔积液可作为全身免疫性或者非免疫性胎儿水肿的一部分，常伴有结构异常，罕有单独发生。大多数原发性胸腔积液会变为乳糜性（产后喂养开始），无论是淋巴液产生过多还是重吸收减少。需要详细检查分辨相关的胎儿及胎盘结构性异常。胎儿生长异常提示可能有潜在的先天性病毒感染。胎儿皮肤水肿时，不论伴或不伴腹水，都应当关注病史并对红细胞同种免疫、细小病毒感染、可能的动静脉畸形等情况进行排查。在这些因素中，胎盘绒毛膜血管瘤有时候会被漏掉，除非引起高动力学循环状态和心脏衰竭而需要治疗时。

即便没有其他提示染色体异常的指标，胸腔积液也预示着 10% 的染色体异常风险，因此，应当建议准父母进行产前诊断。在很多病例中，直到胎儿出生也查不出病因。此外，积液还可以阻碍胎肺随孕龄增长的正常发育及造成心脏受压等问题。部分学者推荐胎儿胸腔 – 羊膜腔分流术用以缓解胸腔压力并促进肺部发育。胎儿胸腔积液的处理应包括全面的检查，就像对任一种非免疫性水肿一样。

产前超声检查发现小范围心包积液是正常的现象。心包积液的诊断比较主观，除非积液量明显增多。它可以孤立性存在，也可能是潜在的心包肿瘤、心律失常 / 心脏结构畸形，以及罕见的心室或心房壁瘤样或憩室样畸形等表现。孤立性心包积液的临床意义尚不清楚。判定心包积液是否存在有赖于详细的超声心动图检查。

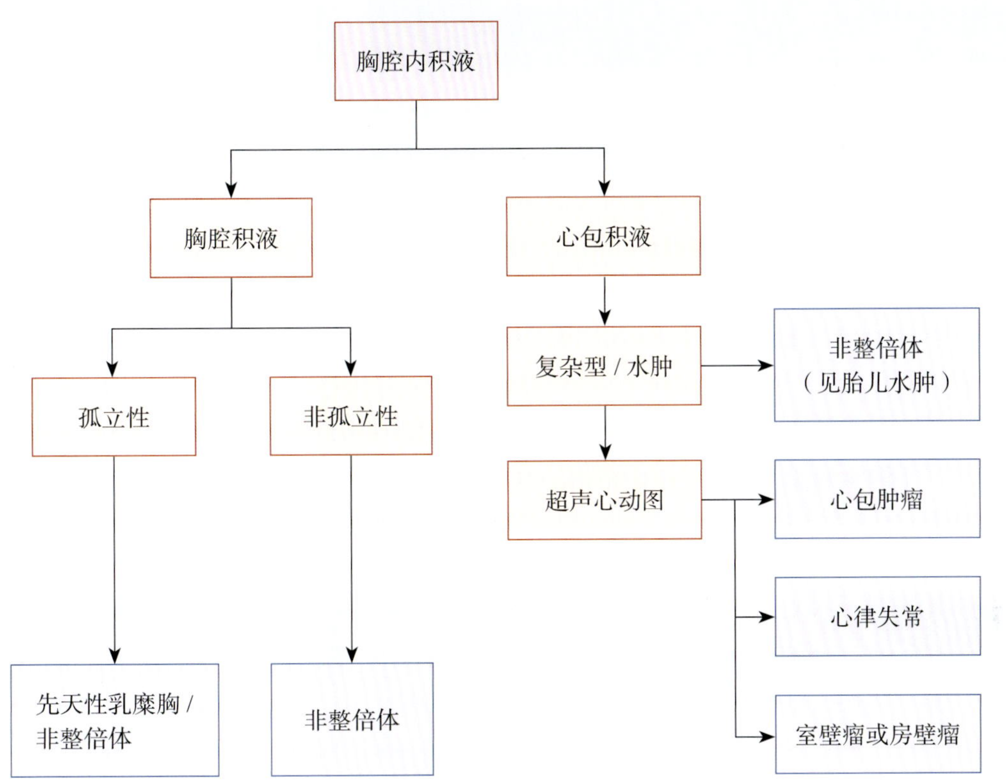

▲ 诊断流程 10–1　胸腔内积液分类

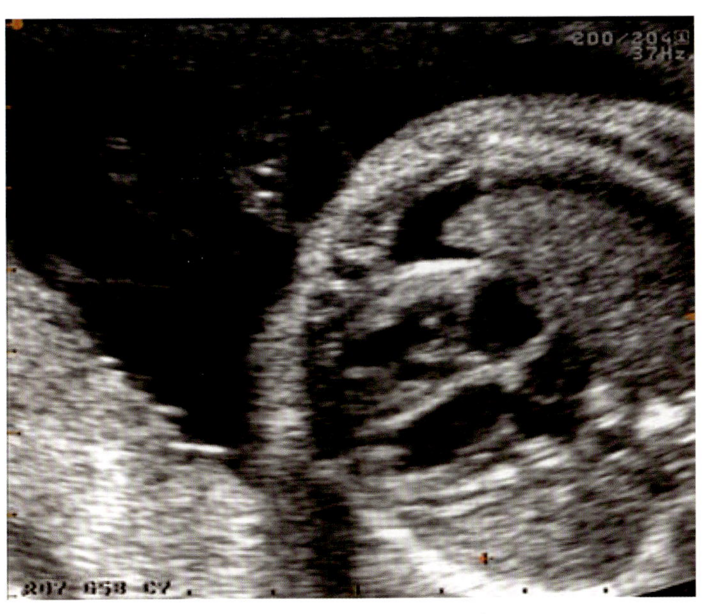

▲ 图 10–1　轻度胸腔积液

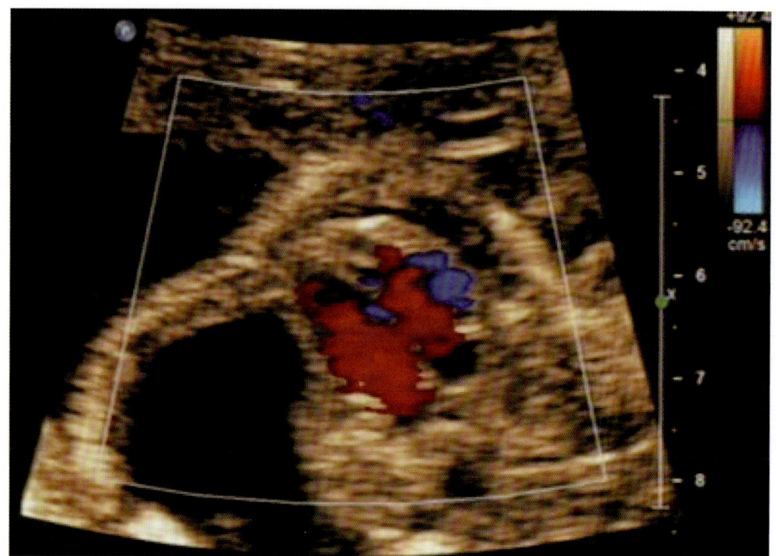

◀ 图 10-2　中度胸腔积液和纵隔移位

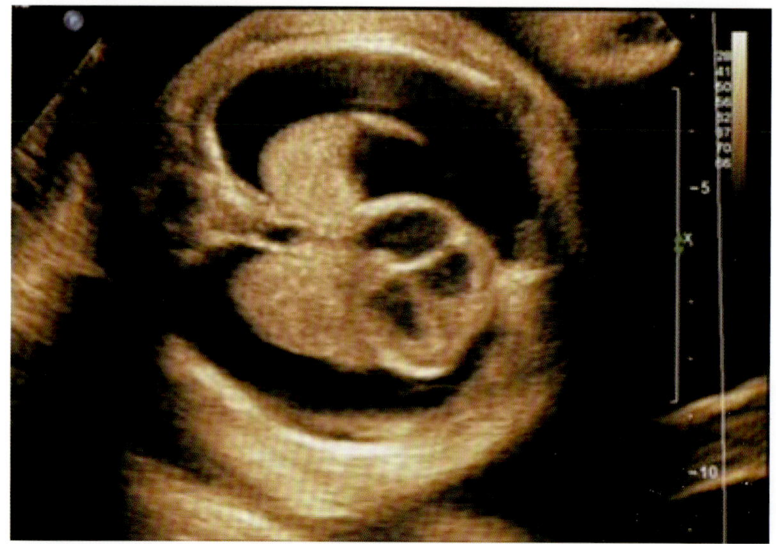

◀ 图 10-3　严重的胸腔积液和胎儿水肿

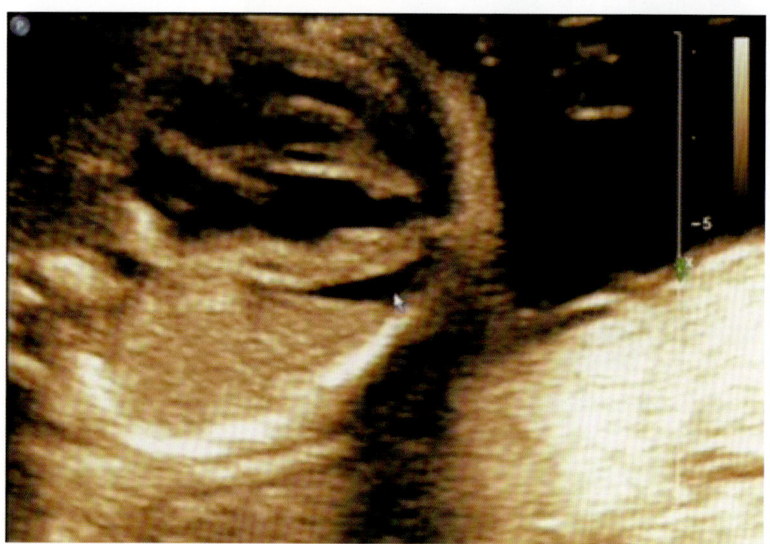

◀ 图 10-4　心包积液

拓展阅读

[1] Santolaya-Forgas J. How do we counsel patients carrying a fetus with pleural effusions? *Ultrasound Obstet Gynecol*. 2001; 18(4): 305–8.

[2] Slesnick TC, Ayres NA, Altman CA, Bezold LI, Eidem BW, Fraley JK, Kung GC, McMahon CJ, Pignatelli RH, Kovalchin JP. Characteristics and outcomes of fetuses with pericardial effusions. *Am J Cardiol*. 2005; 96(4): 599–601.

[3] Yinon Y, Kelly E, Ryan G. Fetal pleural effusions. *Best Pract Res Clin Obstet Gynaecol*. 2008; 22: 77–96.

第 11 章　右位主动脉弓

Right-Sided Aortic Arch

右位主动脉弓（right-sided aortic，RAA）的特点是主动脉和头臂血管异常地偏向一侧走行。与正常的左位主动脉弓（left-sided aortic，LAA）不同，主动脉异常走行于气管右侧。可合并其他心脏畸形、心外畸形（如胸腺发育不全、单纯腭裂和食管闭锁）和染色体异常（如 DiGeorge 综合征 /22q11.2 缺失），建议对胎儿进行详细的超声检查和产前诊断。

主动脉的偏侧性和分支血管的变异被认为是胚胎期原始成对的主动脉弓异常退化的结果。正常退化的结果是形成左位主动脉弓、左位动脉导管（arterial duct，AD），常见的头臂血管分支模式由近及远分别是右无名动脉、左颈总动脉和左锁骨下动脉（left subclavian arteries，LSA）。RAA 还可伴镜像分支模式，但最常见的情况是伴左锁骨下动脉的异常起源（aberrant origin of the LSA，ALSA）。

RAA 也形成血管环，一般不会产生明显的临床症状，但也可能出现压迫症状。例如，吞咽困难、喘鸣、喘息和反复上呼吸道感染。超声检查时注意观察 AD 的位置和 LSA 的走行以确定是否存在血管环，出生后可能需要长期随访。另外应注意是否存在双主动脉弓。

拓展阅读

[1] Achiron R, Rotstein Z, Heggesh J et al. Anomalies of the fetal aortic arch: A novel sonographic approach to in-utero diagnosis. *Ultrasound Obstet Gynecol*. 2002; 20: 553–7.

[2] D'Antonio F, Khalil A, Zidere V, Carvalho JS. Fetuses with right aortic arch: A multicenter cohort study and meta-analysis. *Ultrasound Obstet Gynecol*. 2016 Apr; 47(4): 423–32.

第 12 章　迷走右锁骨下动脉

Aberrant Right Subclavian Artery

迷走右锁骨下动脉（aberrant right subclavian artery，ARSA）在三血管气管切面显示为一支自主动脉弓与动脉导管汇合处发出，且于气管后方向右肩部走行至锁骨下的血管。将彩色多普勒流速显像范围调低至 10～15cm/s 有助于显示。在三血管气管切面上需注意鉴别迷走右锁骨下动脉与奇静脉，后者通常向上腔静脉方向走行，如怀疑为迷走右锁骨下动脉，通过脉冲多普勒显示动脉频谱可增加诊断信心。正常起源的右锁骨下动脉通常显示于较三血管气管切面更近头侧的主动脉弓横切面，走行于气管腹前侧。

迷走右锁骨下动脉常见于 21- 三体综合征和其他染色体异常，如 22q11 微缺失。因此，产前超声提示迷走右锁骨下动脉时，应由胎儿医学专家进行详细的系统扫描，并转诊至胎儿心脏和非整倍体产前诊断中心。少数情况下，迷走右锁骨下动脉会压迫食管造成吞咽困难。

拓展阅读

[1] Chaoui R, Rake A, Heling KS. Aortic arch with four vessels: Aberrant right subclavian artery. *Ultrasound Obstet Gynecol*. 2008 Jan; 31(1): 115–7.

[2] De León-Luis J, Gámez F, Bravo C et al. Second-trimester fetal aberrant right subclavian artery: Original study, systematic review and meta-analysis of performance in detection of Down syndrome. *Ultrasound Obstet Gynecol*. 2014 Aug; 44(2): 147–53.

第13章　右位心

Dextrocardia

胎儿右位心指心脏长轴指向右侧胸腔的异常情况。右位心仅指心轴位置异常，不包括心肌构成和解剖结构的异常。

右位心应与右移心鉴别诊断，右移心是指由于病理状态累及横膈膜、肺、胸膜或其他毗邻组织而使心脏移位至右胸。胎儿右肺面积减小应怀疑右肺发育不全伴肺静脉异位引流，如弯刀综合征。

胸腔出现胃泡伴或不伴肠管时提示左侧膈疝。出现这个超声表现应进一步全面系统寻找其他染色体异常标记。

当胸腔肺组织回声部分或全部增强，提示可能为高位气道闭锁或先天性囊腺瘤样病变（CCAM）。囊肿的存在也提示存在隔离肺或混合型先天性囊腺瘤样病变的可能。前者隔离肺血供来源于胸主动脉，静脉回流可正常或异常。当发现透声性好的胸腔积液时，除了寻找是否有其他心功能失代偿的原因，还增加了染色体异常的可能性。

真正的右位心与内脏异位综合征相关。内脏位置，根据定义，与胎儿左右方向、左侧或右侧胚胎优势器官发育相关。内脏位置可以在多个切面评估，即腹部、心房和肺水平，各个切面通常表现相似。内脏正位指左右侧器官位于正常位置，即降主动脉位于胎儿腹部左侧，下腔静脉位于右侧。心房位置可以由所依附心耳的特殊形态辨认（右侧宽大，左侧指状），有左房异构、右房异构或难以界定类型异构。

产前超声很难确定心房位置并且也没有必要诊断心房是否正位。作为常规检查，超声医生应该养成评估胎儿左右侧的习惯，然后在评估胎儿心脏之前检查腹主动脉、下腔静脉及胃泡的位置。这在大多数情况下可以辨识胎儿内脏位置。即使不是右位心，任何异常都应进行详细的胎儿心脏超声检查。右位心增加了存在心脏结构异常的可能性，应转诊至胎儿心脏超声进行检查。当存在内脏反位和右位心但心脏结构正常时，患儿需要随访至产后，因为有 Kartagener 综合征（原发性纤毛运动障碍）的可能。

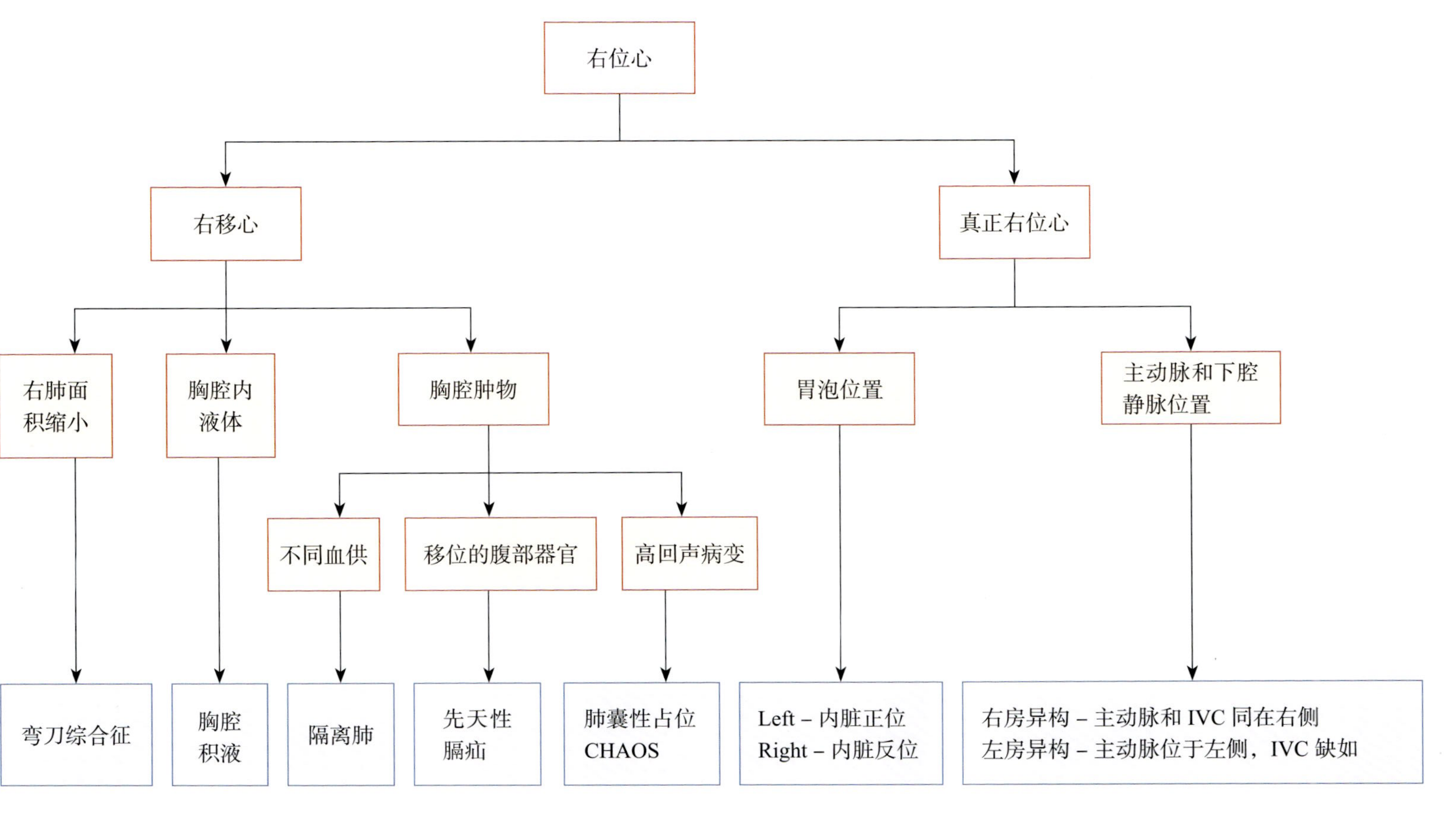

▲ 诊断流程 13–1　右位心的鉴别诊断

注：CHAOS（congenital high airway obstruction syndrome）. 先天性高位气道阻塞综合征；IVC（inferior vena cava）. 下腔静脉

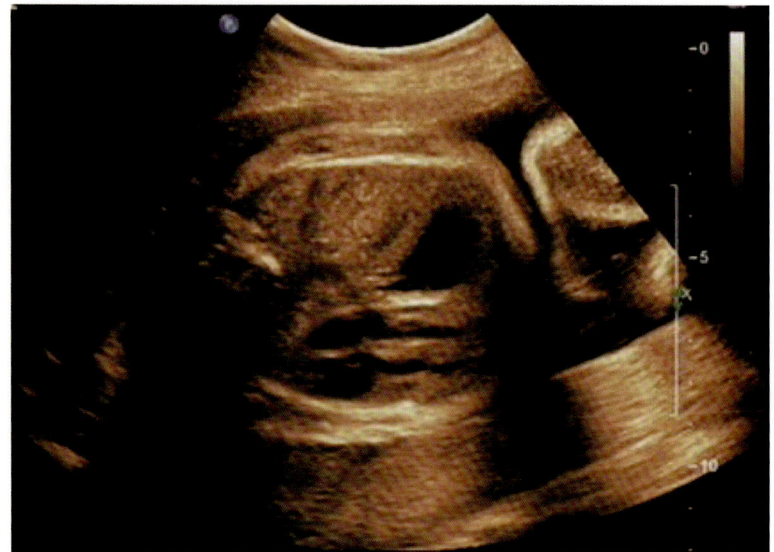

◀ 图 13-1　先天性膈疝

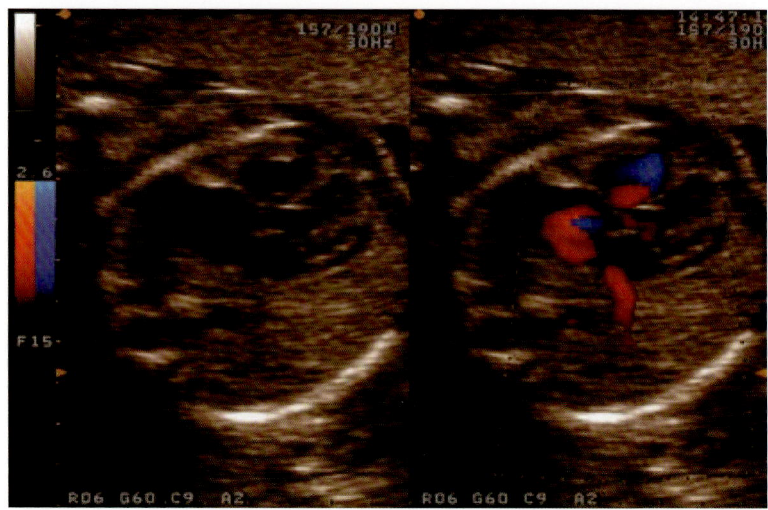

◀ 图 13-2　右位心

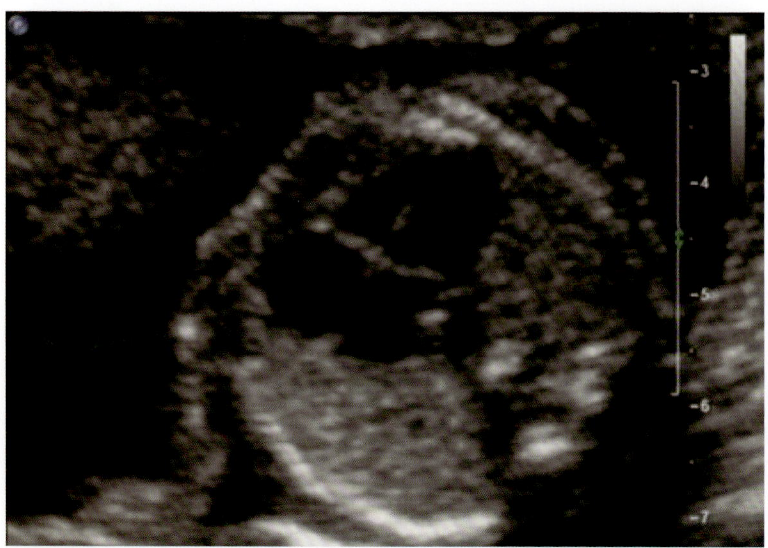

◀ 图 13-3　心轴右偏

拓展阅读

[1] Bernasconi A, Azancot A, Simpson JM et al. Fetal dextrocardia: Diagnosis and outcome in two tertiary centres. *Heart*. 2005; 91: 1590–94.

[2] Holzmann D, Ott PM, Felix H. Diagnostic approach to primary ciliary dyskinesia: A review. *Eur J Pediatr*. 2000; 159(1–2): 95–8.

第 14 章　四腔心切面异常

Abnormal Four-Chamber View

在胎儿心脏的常规筛查中，理想情况下应该扩大检查范围，包括扫查流出道结构并使用彩色多普勒全面评估胎儿心脏。然而，鉴于常规筛查的时间有限，本章仅限于介绍四腔心切面的超声检查。

以下是扫查胎儿心脏的流程。

- 获得胎儿腹部切面并确定内脏位置是否正常。这对于明确胎儿的左右方位至关重要，确保胎儿心脏和胃泡均位于胎儿左侧。
- 胎儿心脏大部分位于胸腔左侧，心尖指向左侧。
- 心脏大小占胸腔的 1/3。
- 可见四个心腔，房室对称。
- 右心室内有调节束。
- 观察两个房 – 室瓣打开和关闭（需要借助仪器循环播放的功能）的过程，注意三尖瓣隔瓣在室间隔上的附着点较二尖瓣距心尖部更近。
- 检查室间隔的完整性（建议在室间隔水平位时检查）。

应进一步检查观察流出道结构以确保两根大血管的交叉关系，可以在三血管切面进行评估。如果在这些检查流程中有任何可疑的发现，应立即转诊进行详细的胎儿超声心动图检查。

第 13 章中详述了心脏位置异常和心轴异常，本章不再赘述。

胎儿心脏增大提示需要进行详细的胎儿超声心动图检查和胎儿血流动力学评估。通常情况下，心脏增大继发于胎儿的病理改变，包括生长受限和高动力循环状态。例如，贫血（细小病毒、红细胞同种免疫）、胎儿动静脉血管畸形、胎盘绒毛膜血管瘤等；偶见于胎儿过缓或过快的心律失常。主要的原因包括严重心脏畸形，对于心脏畸形具体的超声评估内容超出本章范围，不作详述。总而言之，当怀疑心脏增大时需要进行详细的胎儿超声心动图检查。

心腔不对称通常提示房室瓣膜或流出道瓣膜异常。偶尔也见于一条或多条肺静脉异常回流至右心房而非左心房。

当左、右房室瓣附着点处于同一解剖水平位置时，表明存在房室管缺陷，又称为房室间隔缺损，有 50%～60% 的风险与染色体异常的发生相关，这提示我们可以寻找一些染色体异常的其他标记。其中很大一部分病例也会有心脏位置异常（见第 13 章）。

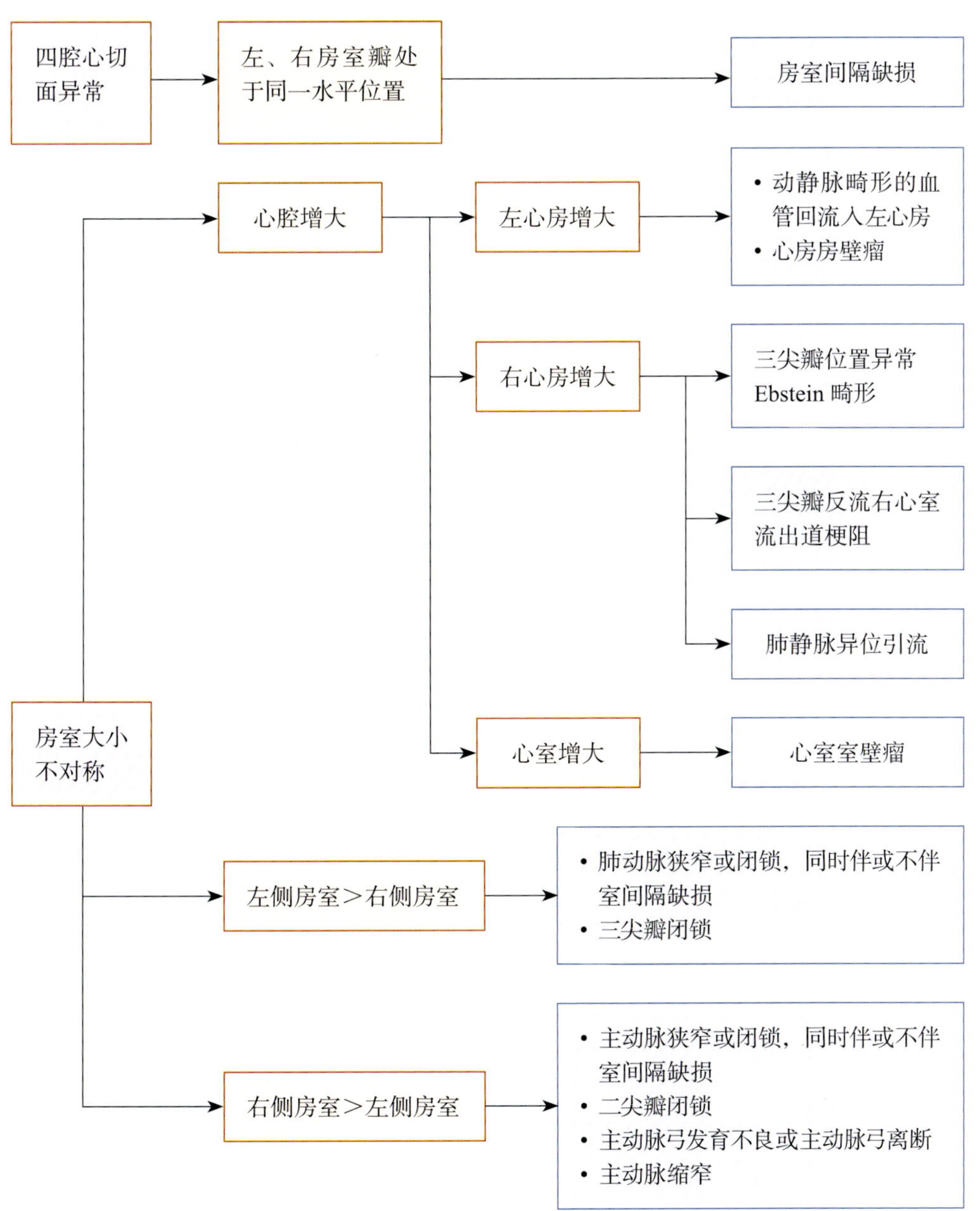

▲ 诊断流程 14-1　四腔心切面异常的鉴别诊断

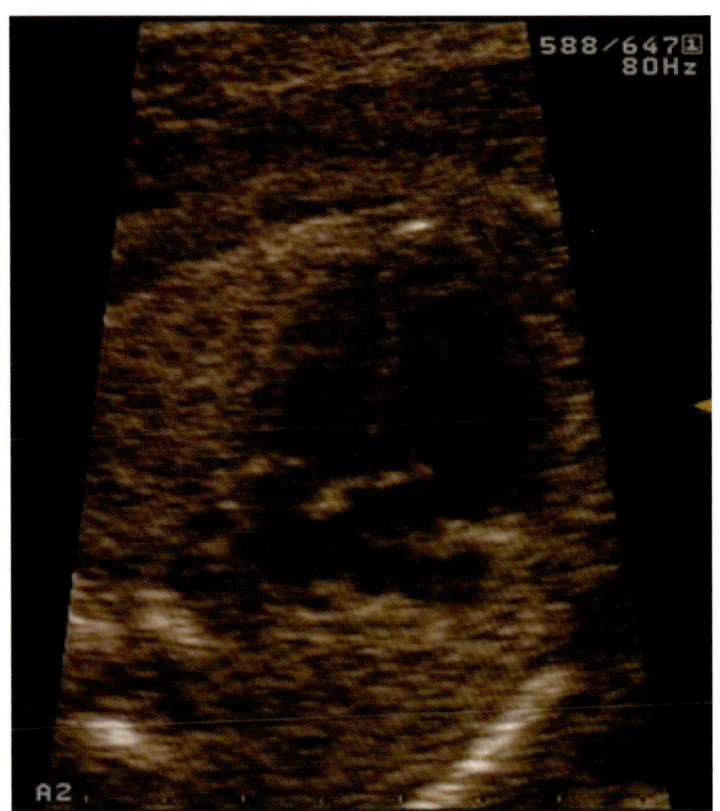

▲ 图 14-1 心室大小不对称

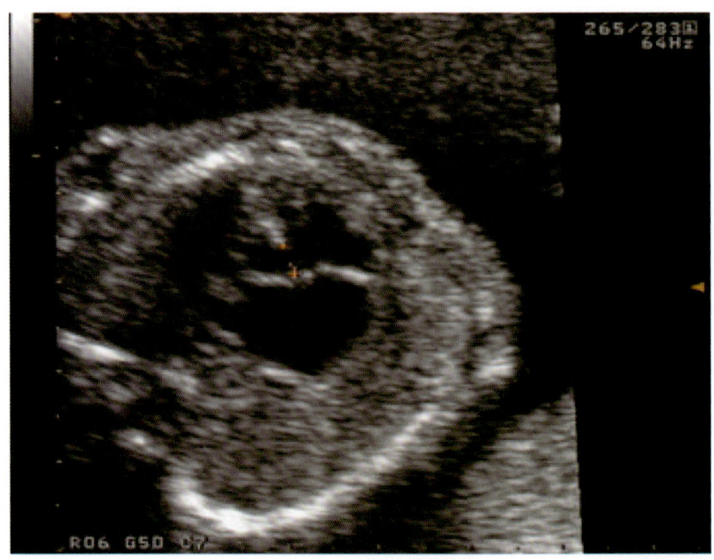

▲ 图 14-2 室间隔缺损

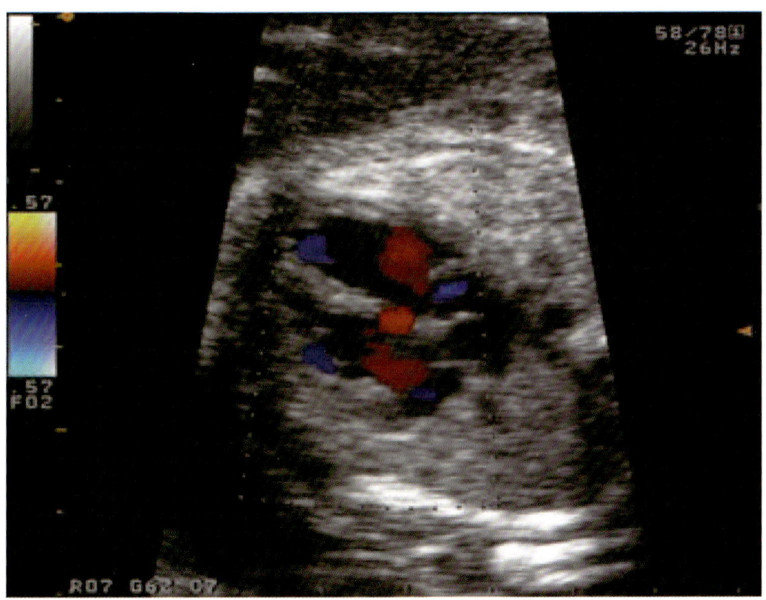

▲ 图 14-3　彩色多普勒显示室间隔缺损

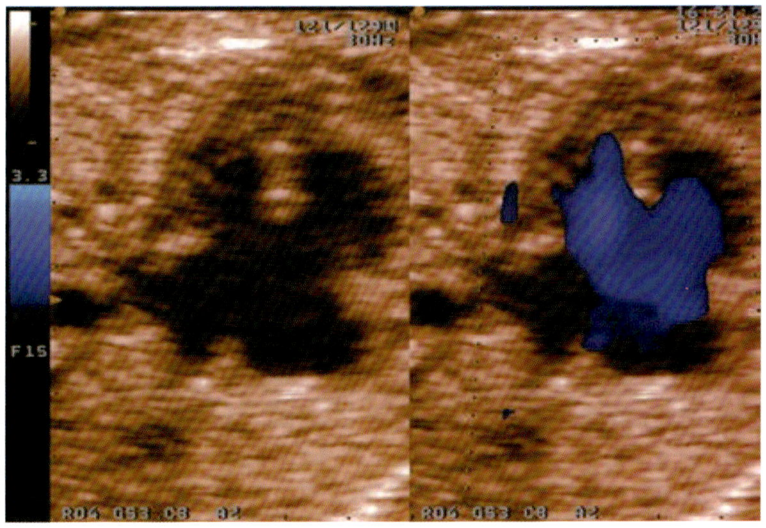

▲ 图 14-4　房室间隔缺损

拓展阅读

[1] Bolnick AD, Zelop CM, Milewski B et al. Use of the mitral valve-tricuspid valve distance as a marker of fetal endocardial cushion defects. *Am J Obstet Gynecol*. 2004; 191(4): 1483–5.

[2] Del Bianco A, Russo S, Lacerenza N et al. Four chamber view plus three-vessel and trachea view for a complete evaluation of the fetal heart during the second trimester. *J Perinat Med*. 2006; 34(4): 309–12.

第 15 章　心律失常

Abnormal Cardiac Rhythm

正常胎心率为 110～160 次 / 分。一过性心动过缓或心动过速很常见，没有明确的临床意义。当诊断胎儿心律失常时，首先须排除心外因素引起的心动过速，如母体用药（沙丁胺醇、特布他林）、母体发热和甲状腺功能亢进。

一、胎儿结构异常

一旦排除了导致胎儿心律失常的心外因素，应仔细检查胎儿心脏以排除结构异常。胎儿心律失常可能是复杂性心脏结构畸形的一部分，其预后主要取决于相关疾病。

二、胎儿心脏功能受损

胎儿心律失常也可出现不同程度的心力衰竭，重要的是检查是否存在心脏增大、房室瓣关闭不全、心包积液和胎儿水肿。

三、异位搏动

异位搏动是胎儿心律失常最常见的形式，通常出现在妊娠晚期。异位搏动是提前出现的在自然搏动之外产生的。它们并没有明确的临床意义，也不是胎儿窘迫的迹象，不需要任何形式的治疗。异位搏动所致的不规则节律趋于在短期内自发消失，不需要特定的产后随访。由于罕见的二联律或频发异位搏动有引发持续性快速性心律失常的风险，因此建议每周监测胎心率。

四、胎儿快速性心律失常

胎儿快速性心律失常（例如，具有 1：1 房室传导的 SVT 和心房扑动）的治疗可以使用地高辛、索他洛尔或氟卡尼，具体取决于心律失常的类型、是否存在水肿、妊娠周和医生的偏好。考虑孕妇存在心律失常的风险，应在治疗前和治疗期间安排孕妇行心电图检查。

五、胎儿心动过缓

由完全性房室传导阻滞导致的胎儿心动过缓没有特异性宫内治疗，密切监测以优化分娩时间及产后置入起搏器会提高预后。父母需要检查 12 导联心电图，母体需要检查自身抗体状态（抗 Ro 和抗 La）。

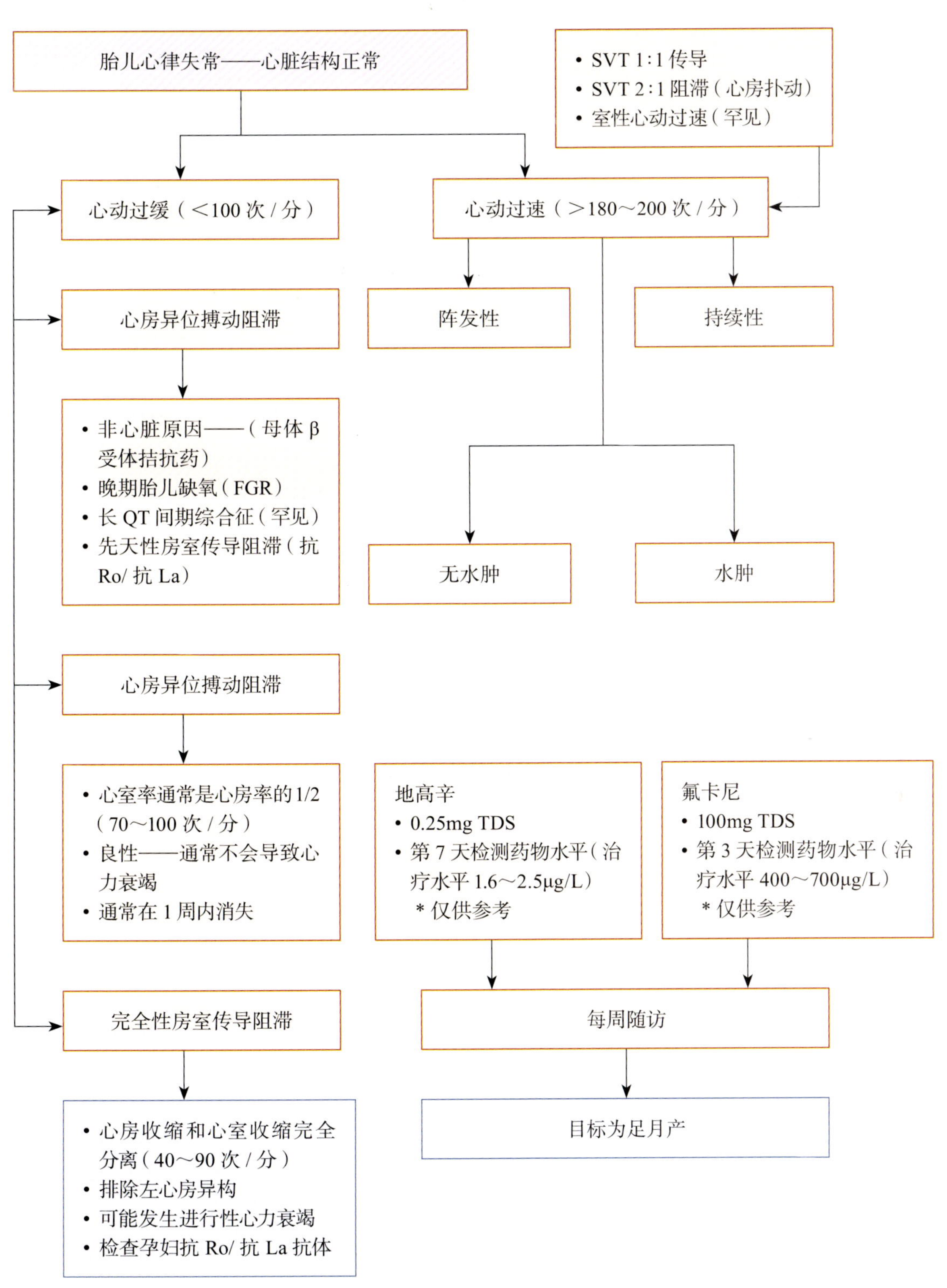

▲ 诊断流程 15-1　胎儿心律失常的分类

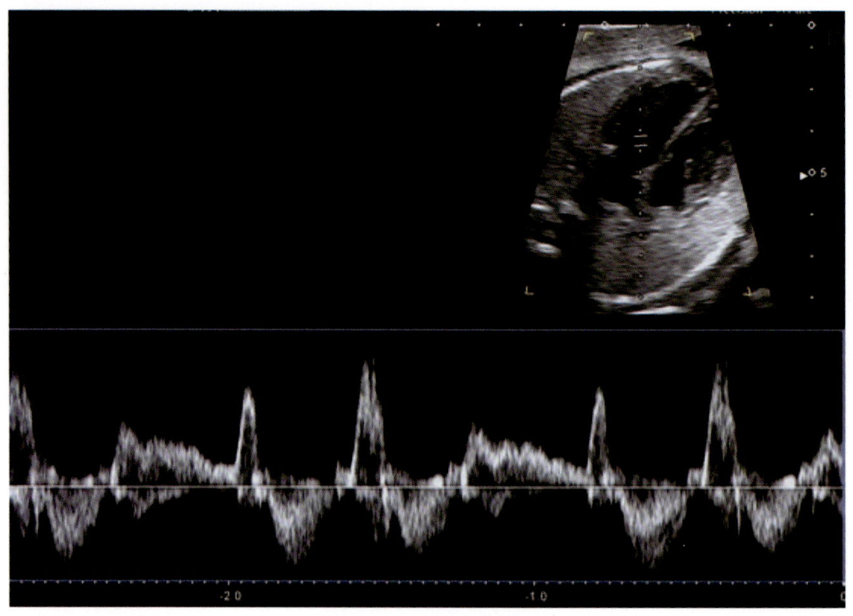

▲ 图 15-1　异位搏动

拓展阅读

[1] Bravo-Valenzuela NJ, Rocha LA, Machado Nardozza LM et al. Fetal cardiac arrhythmias: Current evidence. *Ann Pediatr Cardiol*. 2018; 11: 148–63.
[2] Carvalho JS, Fetal dysrhythmias. *Best Pract Res Clin Obstet Gynaecol*. https://doi.org/10.1016/ j.bpobgyn.2019.01.002.

第 16 章　腹壁缺损

Abdominal Wall Defect

妊娠 10～11 周左右，胎儿生理性中肠疝经脐囊逐渐恢复至腹腔内正常生理位置。如果生理性中肠疝在妊娠 11 周后仍然存在异常，应对胎儿进行详细的超声检查，目前临床较为常见的胎儿腹壁缺损异常归类如下。

一、脐膨出

超声探查胎儿脐带腹壁入口部位可见一囊袋样结构外突于腹壁，通常肠管或肝脏组织等疝入其内，大小不等，彩色多普勒血流可显示为脐血管穿过疝囊，与染色体异常密切相关。

二、膀胱与泄殖腔外翻

如果胎儿腹壁缺损延伸至腹部脐水平以下，即形成下腹壁缺损，可能会导致胎儿膀胱和生殖器异常（例如，超声检查过程中胎儿膀胱未显示和生殖器显示不清等）。若出现此类腹壁缺损，胎儿出生后可能需要进行广泛的泌尿生殖系统重建等外科手术。

三、Beckwith-Wiedemann 综合征

Beckwith-Wiedemann 综合征常见的特征性表现包括体积较小的脐膨出、巨体和胎儿器官肥大。胎儿出生后除了手术治疗之外，还应对此类腹壁缺损所导致的并发症进行严密随访。

四、Cantrell 五联征

如果胎儿前腹壁缺损范围延伸至脐水平以上时，可能导致部分膈肌、心包及胎儿心脏疝出，称之为 Cantrell 五联征。

五、体蒂异常

一些胎儿脐膨出伴脊柱侧弯、下肢发育不良或脐带过短。这些是体蒂异常或羊膜破裂综合征的表现，预后很差。

六、腹裂

肠管等脏器经脐带腹壁入口一侧疝出至胎儿腹腔外，其表面无膜包裹（呈菜花样），称为胎儿腹裂。腹裂通常位于正常的脐带腹壁插入部位的右侧。疝出的脏器以肠管最为常见。胎儿腹裂与染色体异常无明显相关。

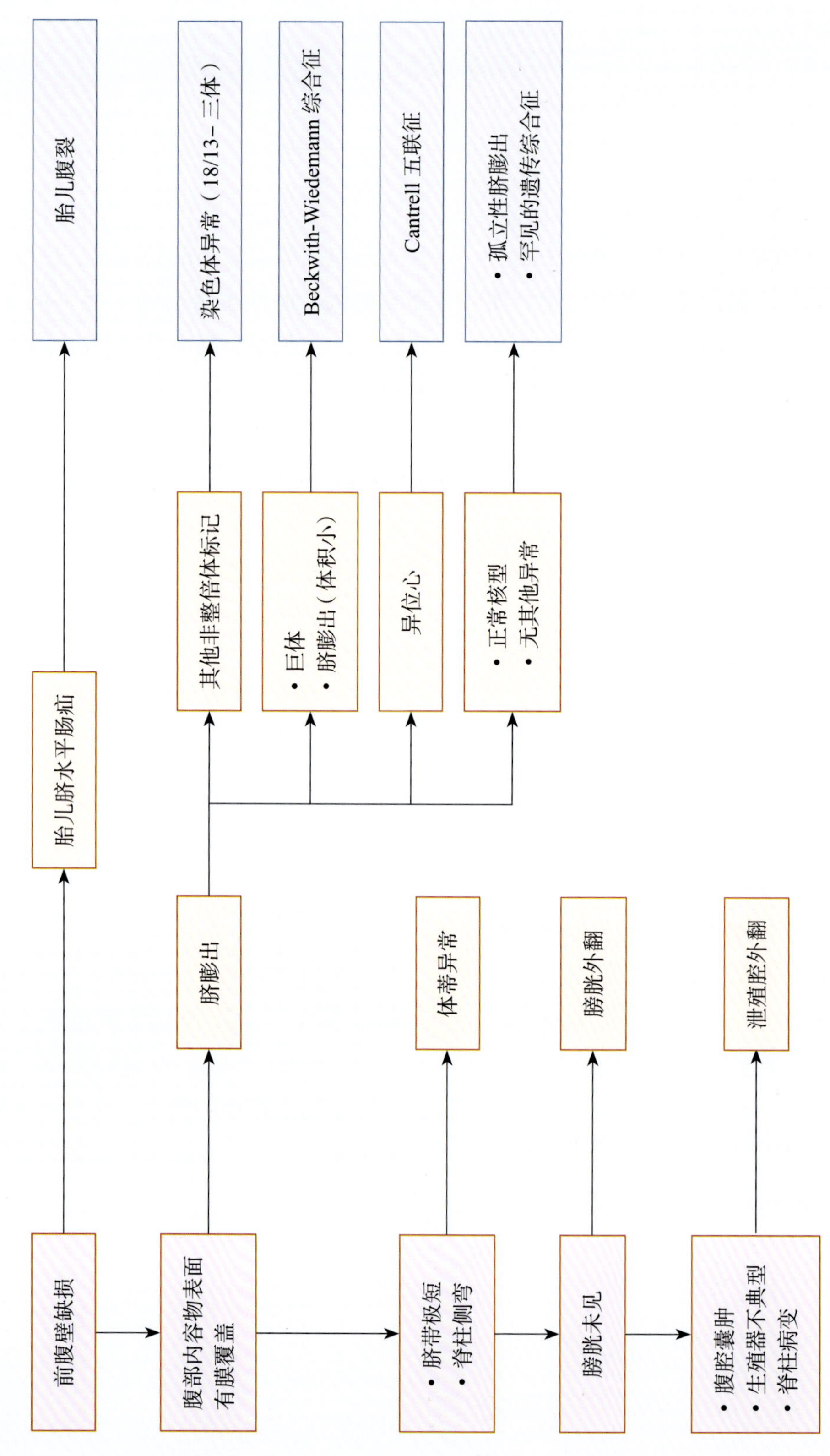

▲ 诊断流程 16-1 腹壁缺损分类

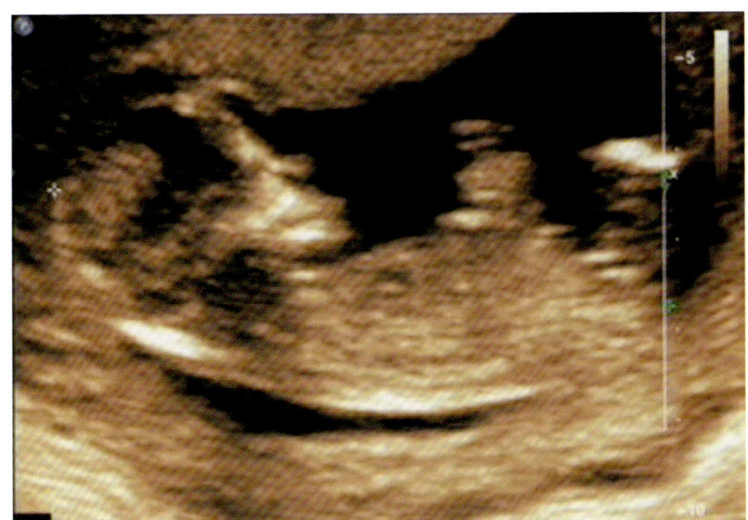

◀ 图 16-1　妊娠早期胎儿脐膨出

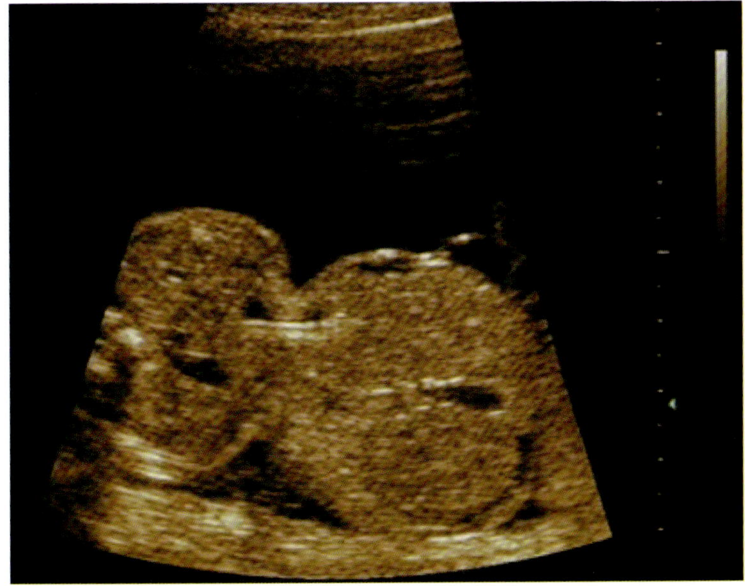

◀ 图 16-2　巨大的脐膨出

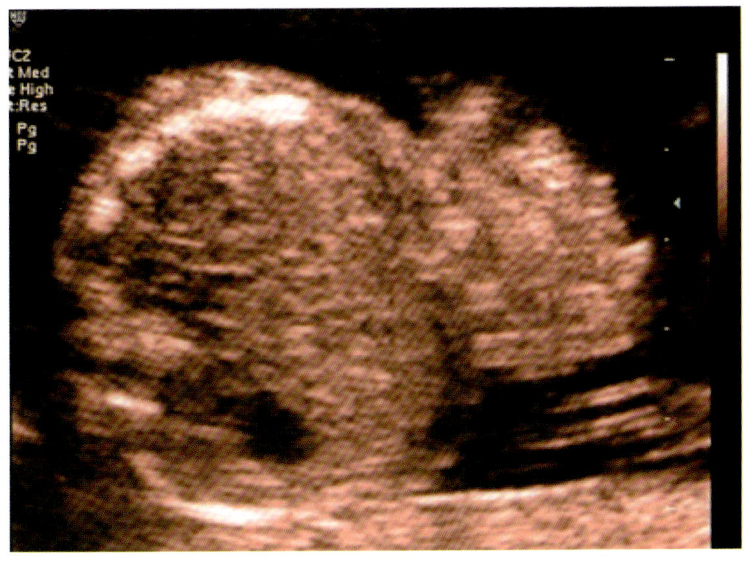

◀ 图 16-3　腹裂

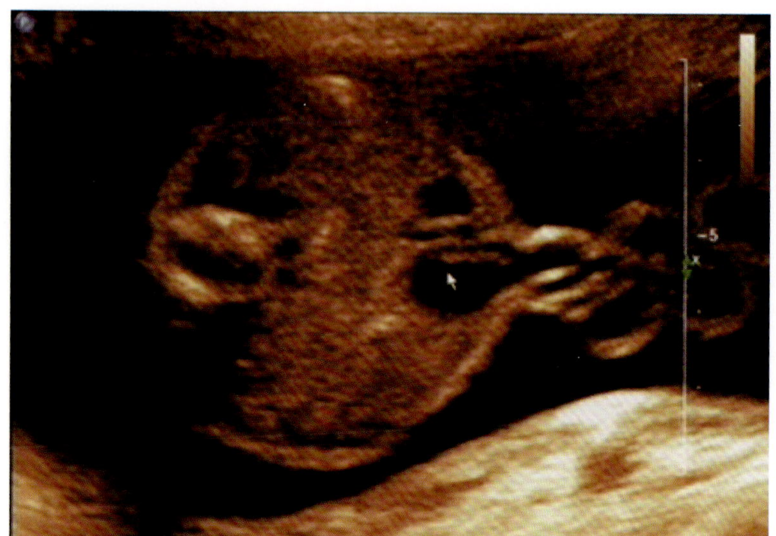

◀ 图 16-4 脐带囊肿

拓展阅读

[1] Barisic I, Clementi M, Hausler M, Gjergja R, Kern J, Stoll C, Euroscan Study Group. Evaluation of prenatal ultrasound diagnosis of fetal abdominal wall defects by 19 European registries. *Ultrasound Obstet Gynecol.* 2001; 18(4): 309–16.

[2] Smrcek JM, Germer U, Krokowski M, Berg C, Krapp M, Geipel A, Gembruch U. Prenatal ultrasound diagnosis and management of body stalk anomaly: Analysis of nine singleton and two multiple pregnancies. *Ultrasound Obstet Gynecol*. 2003; 21(4): 322–8.

[3] Williams DH, Gauthier DW, Maizels M. Prenatal diagnosis of Beckwith-Wiedemann syndrome. *Prenat Diagn.* 2005; 25(10): 879–84.

第17章　胎儿腹部囊肿

Abdominal Cyst

胎儿腹腔内囊性病变的超声表现常为腹腔内孤立或多发的无回声区。产前明确诊断较困难，胎儿的结局与预后主要取决于囊肿的位置、来源以及是否有其他相关异常，目前临床较为常见的胎儿腹部囊肿归类如下。

一、孤立性腹部囊肿

胎儿孤立性腹部囊肿是一种临床上较为常见的良性病变。超声检查过程中如何判断囊性病变来源呢？我们可以通过观察囊肿与胎儿膀胱之间的位置关系可以初步判断囊肿的来源。如果胎儿膀胱外侧发现囊性病变（常为左右双侧），若为女性胎儿，考虑可能为卵巢囊肿，若与性别无关，则考虑可能为肠系膜囊肿或肠重复囊肿。如果囊肿位于膀胱后方，则考虑可能为前脊膜膨出或生殖道积液（女性胎儿）的可能性较大。如果囊肿出现在远离胎儿膀胱的上腹部，此种情况较为罕见。例如，囊肿在右上腹部，如果胆囊结构可见，可考虑可能为良性肝囊肿；如果经反复扫查，均未发现胆囊结构，考虑可能是胆总管囊肿，或者可能是更严重的结构异常，如胆道闭锁。

二、多发性囊肿

胎儿腹腔内多发性囊肿通常与胎儿肠道或胎儿肾脏有关（详见第20章和第21章）。胎儿肠梗阻通常在妊娠晚期表现为多个节段或者多个分散且相连的囊性回声，内可见斑点样回声。正常小肠和结肠直径分别约为7mm和20mm。如果超声发现肠管明显扩张，则需考虑胎儿肠梗阻的可能。

三、十二指肠闭锁

产前超声检查发现胎儿上腹部出现“双泡征”，则高度怀疑存在小肠高位梗阻，且最有可能是十二指肠闭锁，此种情况胎儿染色体异常的风险约为1∶3，因此需要通过较全面的产前筛查，寻找与之相关的异常指标。即便仅表现为单纯的“双泡征”，也需进行侵入性产前诊断。多数其他小肠梗阻与染色体异常无关，通常在妊娠晚期出现异常表现，如果进行性羊水过多，需要进行羊膜腔引流。胎儿消化道梗阻及其致病原因可能是胎儿本身发育异常所导致的肠道闭锁或粘连，也有可能是其他外在因素造成的，如肠扭转、腹膜炎等，这些都很难在产前明确诊断。另外，如果胎儿腹腔内出现其他特征性表现，如肠管回声增强或包裹性积液，则提示存在胎粪性腹膜炎的可能，同时其父母需排除是否患有囊性纤维化病。

四、大肠扩张

胎儿大肠扩张也是在妊娠晚期出现，但通常不伴羊水过多。产前很难明确梗阻部位，但当产前高度怀疑胎儿存在大肠梗阻时（如肛门闭锁），近80%的胎儿常会合并其他系统结构的异常，因此需进行全面细致的筛查或结合其他检查手段。

五、妊娠早期发现胎儿腹部囊肿

如果妊娠早期超声发现胎儿出现腹部囊肿，则需对胎儿各个系统进行全面检查评估，包括胎儿心脏等，以排除与其相关的其他异常。若发现胎儿伴有其他异常表现，接下来应进行胎儿染色体核型分析和超声心动图检查等。多数胎儿腹部囊肿消失后，也未发现伴有其他异常时，患儿父母也可消除顾虑。但是，在胎儿娩出后应行进一步评估以排除存在肛门直肠异常的可能性。

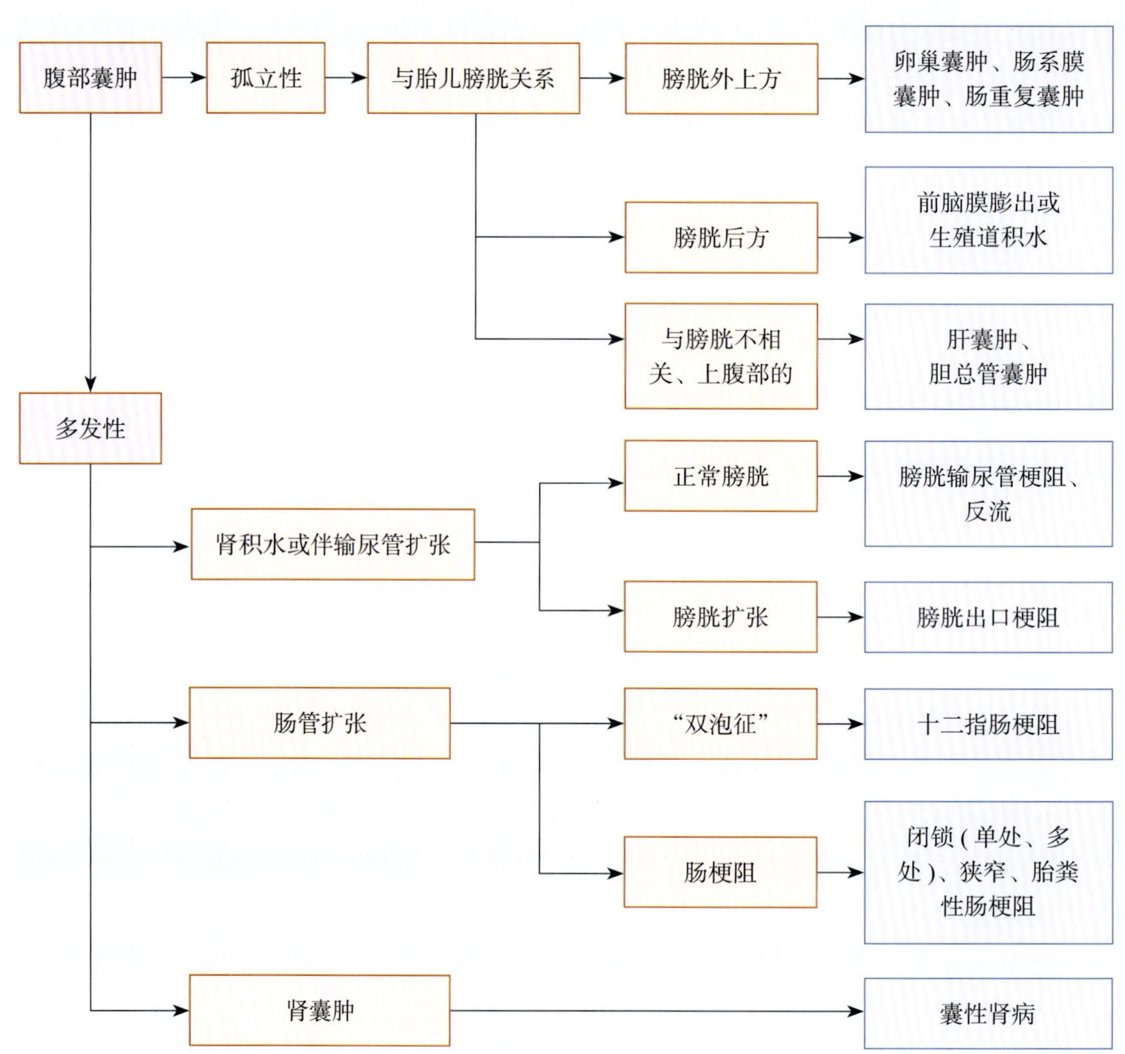

▲ 诊断流程 17-1　腹部囊肿分类

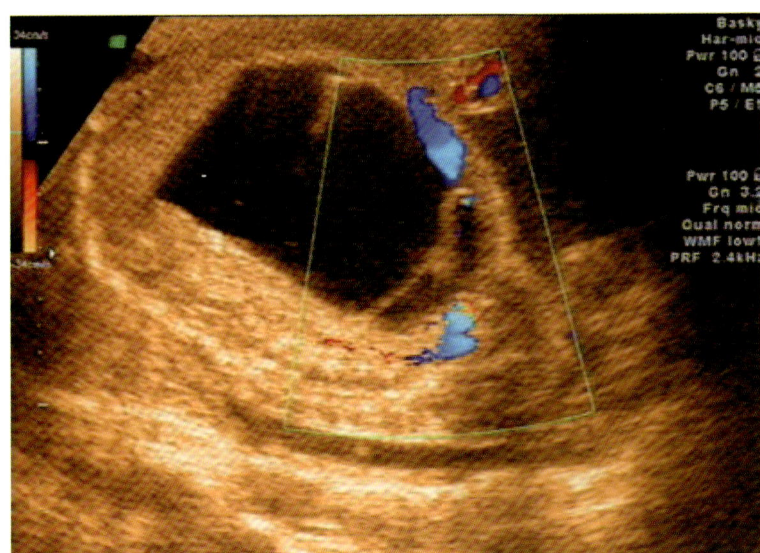

◀ 图 17-1　胎儿卵巢囊肿

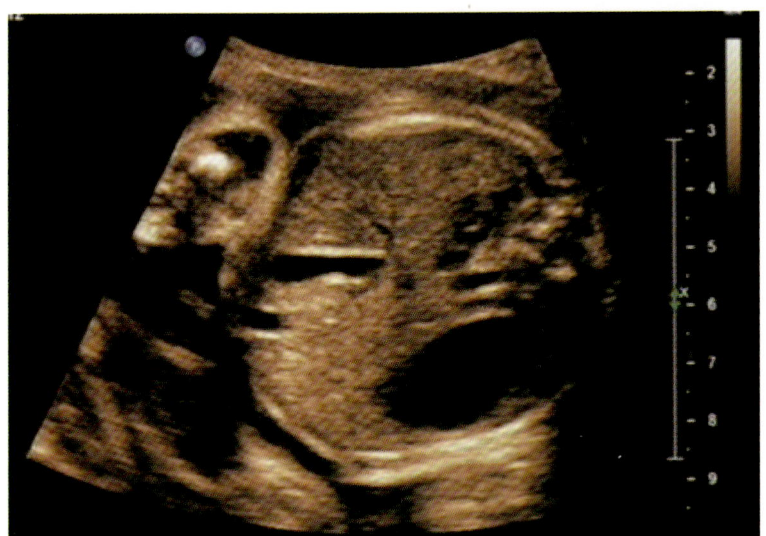

◀ 图 17-2　胆囊

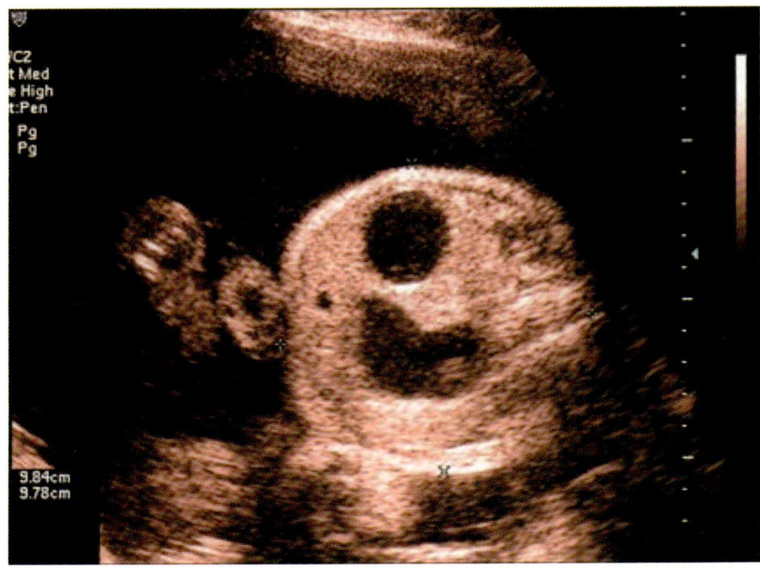

◀ 图 17-3　双泡征

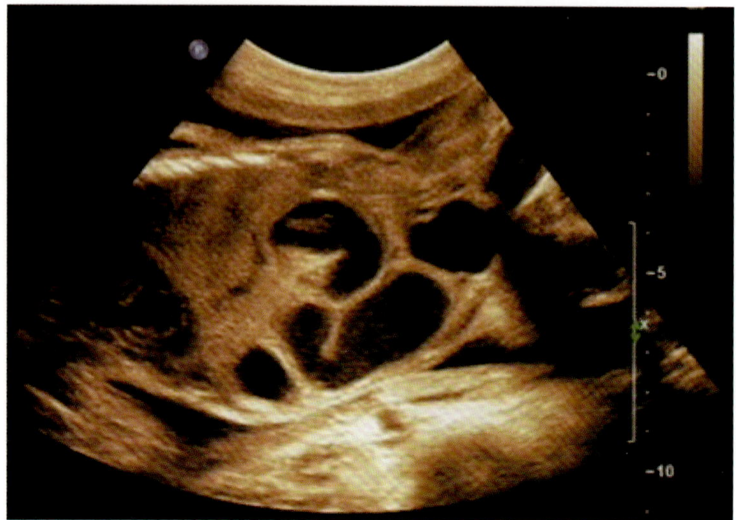

◀ 图 17-4　小肠梗阻

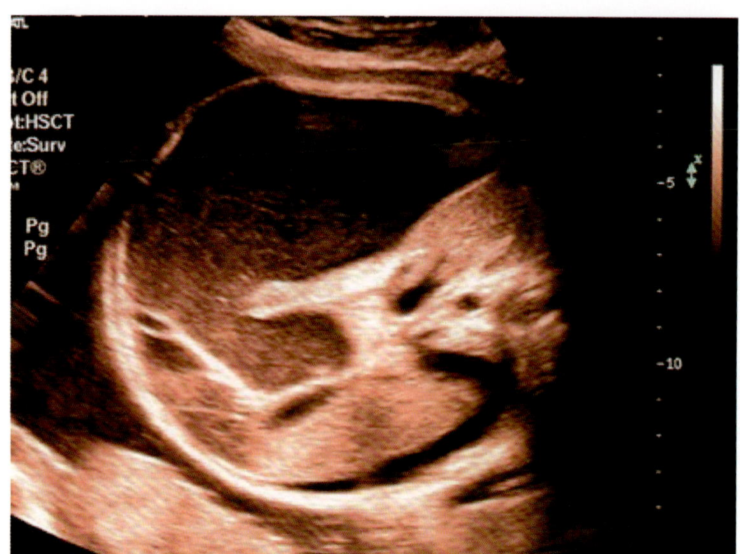

◀ 图 17-5　大肠梗阻

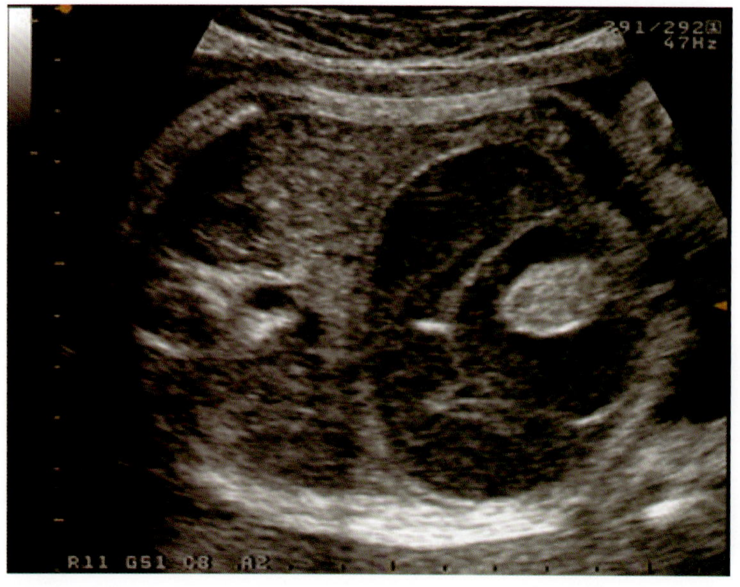

◀ 图 17-6　肠扭转

拓展阅读

[1] Hackmon-Ram R, Wiznitzer A, Gohar J et al. Prenatal diagnosis of a fetal abdominal cyst. *Eur J Obstet Gynecol Reprod Biol.* 2000; 91(1): 79–82.

[2] Heling KS, Chaoui R, Kirchmair F et al. Fetal ovarian cysts: Prenatal diagnosis, management and postnatal outcome. *Ultrasound Obstet Gynecol.* 2002; 20(1): 47–50.

[3] Khalil A, Cooke PC, Mantovani E et al. Outcome of first-trimester fetal abdominal cysts: Cohort study and review of the literature. *Ultrasound Obstet Gynecol*. 2014; 43: 413–9.

第18章 腹部回声增强

Abdominal Echogenicity

胎儿腹部回声增强是比较常见的，常发生在胎儿的肠管、肾脏或肝脏。

胎儿腹部最常见的回声异常是肠管回声增强。而只有在肠管回声与髂嵴回声相近或高于髂嵴回声时才称为肠管回声增强。其最常见的原因是胎儿对血细胞的吞咽，这些血细胞通常表现为羊水中漂浮的颗粒物，与阴道出血史有关。在没有其他染色体标记物异常或胎儿结构异常情况下，孤立性肠管回声增强不会增加已筛查人群染色体异常的风险，但可以为患者提供进一步筛查的选择，如无创产前检查和有创诊断检查。若肠管回声增强合并肠管扩张、伴或不伴腹水时，增加了胎儿胎粪性腹膜炎的风险。胎儿胎粪性腹膜炎通常是宫内胎儿肠穿孔时引起的化学性腹膜炎。这可能是胎粪性肠梗阻导致，此时应建议筛查胎儿父母有无携带囊性纤维化基因。其他原因，如肠道闭锁和肠扭转，这些病变一般只有在妊娠后期引起肠管扩张时才能表现出来。

在常规超声扫查中，胎儿腹部的多发散在/单一强回声灶是比较常见的。当发现有腹部强回声时，不仅要详细扫查胎儿脑部、胸部有无其他强回声病灶，而且要检查胎儿有无其他染色体异常标记物或感染征象。典型的先天性感染，如水痘，表现为肝脏多发强回声病灶，并伴有生长受限、侧脑室增宽等其他征象。对于孕妇感染证据的筛查可以得到更多诊断信息。如果筛检结果为阴性，但是在胎儿后续生长过程中检查发现病灶有进展，如病灶的大小增加伴有明显的血管增生提示血管畸形。这种改变是极其罕见的，在胎儿肝脏、脾脏或肾上腺中的血管瘤畸形偶有报道。通常情况下，这些病灶为孤立性的，没有其他相关异常表现，对胎儿的预后没有影响。

肾脏回声增强伴有肾盂或肾盏扩张提示肾功能受损。如果没有任何明显的尿路梗阻，则应对羊水量进行评估。若羊水量正常，那这可能是正常的生理性变异（译者注：也可能患有遗传性多囊性肾病），预后正常。若羊水少或无羊水伴肾回声增强则提示肾功能不全，这种情况可能预后不良。肾脏回声增强的胎儿可能罹患多种常染色体显性遗传或隐性遗传性多囊性肾病，婴儿型多囊肾是其中一种。婴儿型多囊肾通常表现为大白肾，无皮–髓质分化，常伴有羊水不足，是一种致命的畸形。

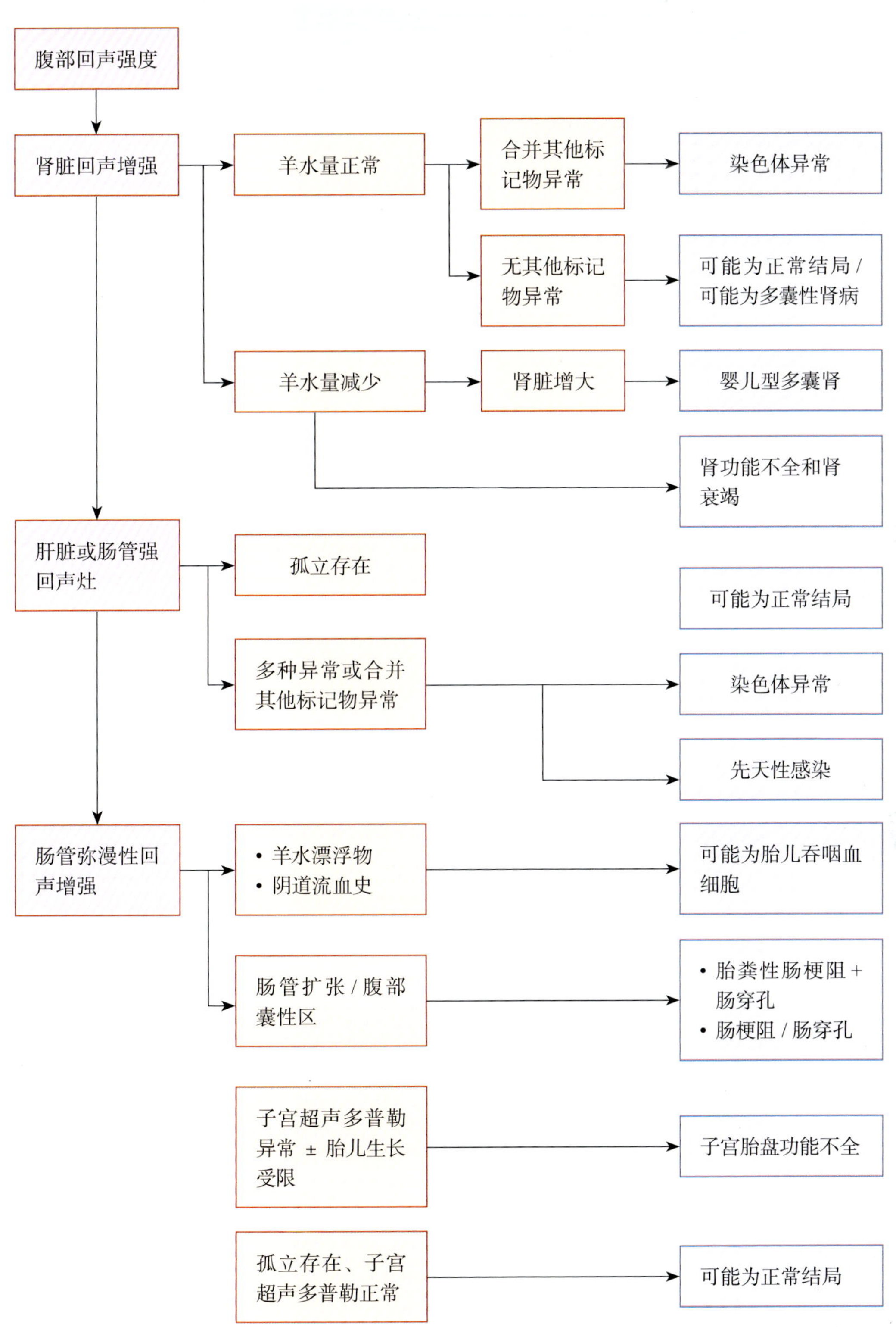

▲ **诊断流程 18-1**　腹部回声强度的分类

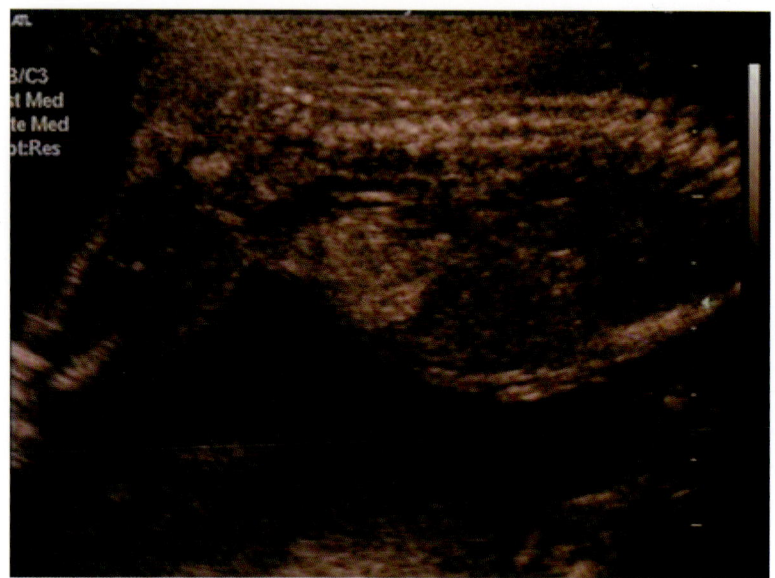

◀ 图 18–1　膀胱回声增强

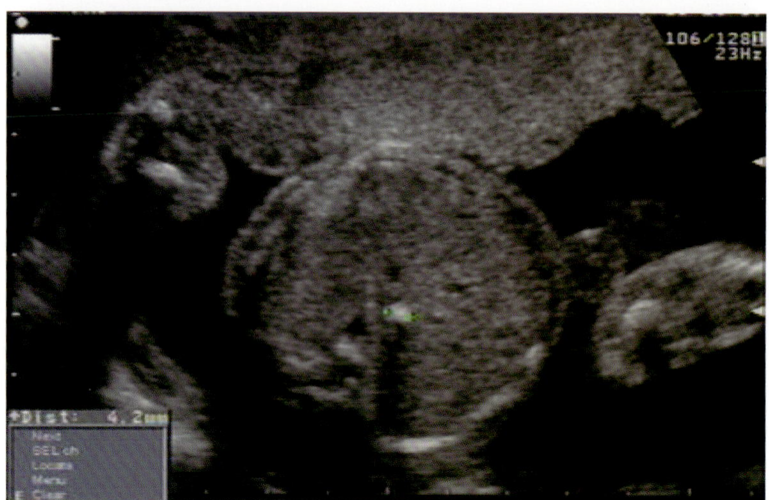

◀ 图 18–2　肝脏强回声灶

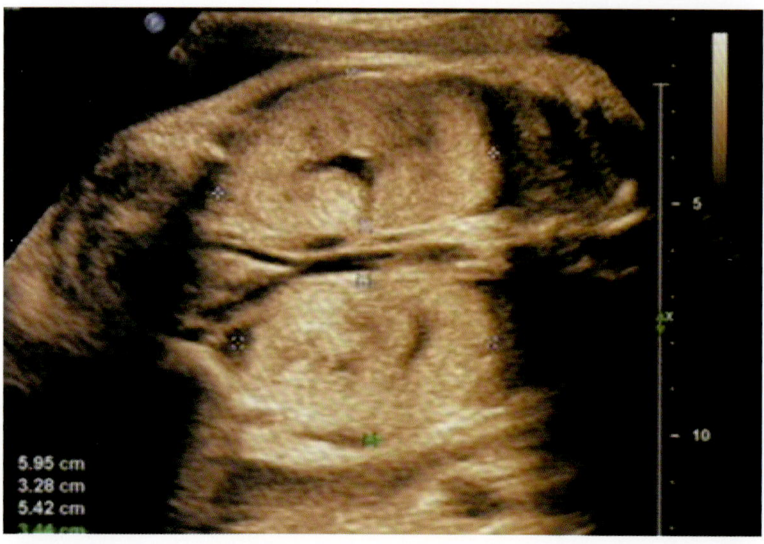

◀ 图 18–3　肾脏回声增强

拓展阅读

[1] McNamara A, Levine D. Intra-abdominal fetal echogenic masses: A practical guide to diagnosis and management. *Radiographics*. 2005; 25(3): 633–45.

[2] Sepulveda W, Leung KY, Robertson ME et al. Prevalence of cystic fibrosis mutations in pregnancies with fetal echogenic bowel. *Obstet Gyneco*l. 1996; 87(1): 103–6.

[3] Simchen MJ, Toi A, Bona M et al. Fetal hepatic calcifications: Prenatal diagnosis and outcome. *Am J Obstet Gynecol*. 2002; 187(6): 1617–22.

第19章　肾窝空虚

Empty Renal Fossa

正常胎儿肾脏在妊娠12周左右即可在肾窝中显示。

肾窝正常部位缺乏肾组织可能是由于肾脏缺如或肾脏异位，肾脏可能异位于胎儿骨盆内或与对侧肾脏融合。上述情况均可能导致肾脏集合系统的位置和形态异常而出现肾盂输尿管扩张表现。真正的肾缺如通常合并患侧肾动脉缺如，而异位肾可显示来自主动脉或髂动脉的血供。单侧肾缺如通常是一个孤立的发现，然而提示我们需要全面扫查所有器官系统是否存在异常。当存在椎体、肢体、食管或心脏异常时提示VATER或VACTERL综合征的风险增加，当胎儿盆腔出现不明确的生殖器或异常囊性病变时则可能是MURCS综合征。

妊娠中期出现严重的羊水减少或羊水过少时，需排除双侧肾脏缺如诊断，但由于缺乏羊水会使肾窝难以清晰成像。此外，在肾脏未发育的情况下，与正常肾组织在图像特征相似的肾上腺占据肾窝，可导致诊断变得复杂。羊水过少如合并正常充盈的膀胱及肾动脉缺如，可支持双侧肾脏缺如的诊断。羊水缺少时其他异常的显示和发现非常困难，通常在尸检后才可确定可疑诊断及其伴随的异常。隐眼和并指的存在提示Fraser综合征，出现椎体、肢体、食管或心脏异常时提示VATER或VACTERL综合征的可能性增加。

一般来说，当膀胱和羊水量正常且对侧肾结构正常时，单侧肾缺如预后良好。无论是否合并其他相关异常，双侧肾缺如均会导致胎儿死亡，源于发育关键时期内羊水缺乏所导致的肺发育不良。针对可疑双肾缺如胎儿的尸检，对于确诊和未来妊娠再发的预测指导具有重要价值。

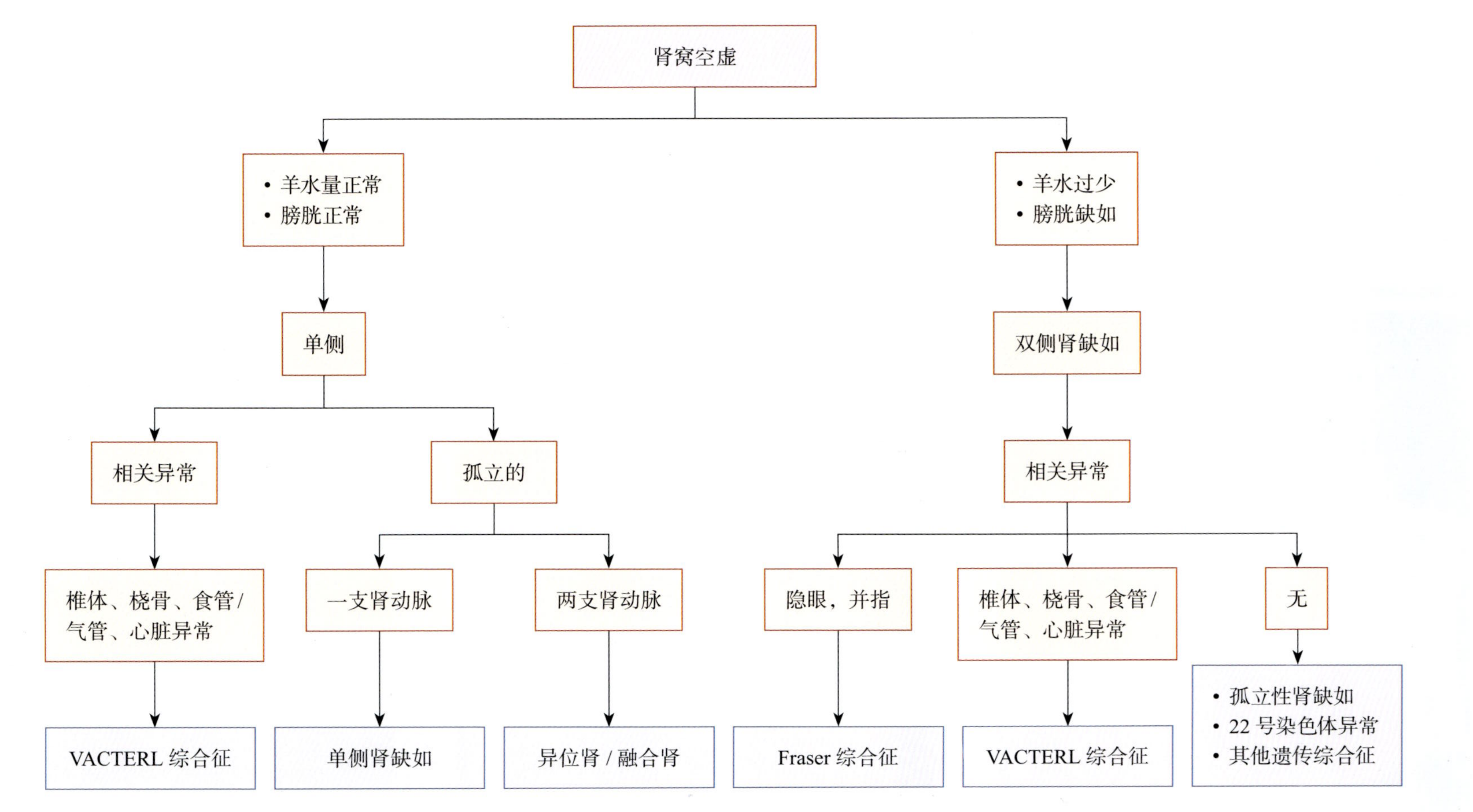

▲ **诊断流程 19-1　肾窝空虚的分类**

VACTERL 综合征 . 是一组多发先天畸形组合疾病，涉及椎体（V）、肛门（A）、心脏（C）、气管 - 食管（T）、食管（E）、肾（R）、四肢（L）等多种畸形

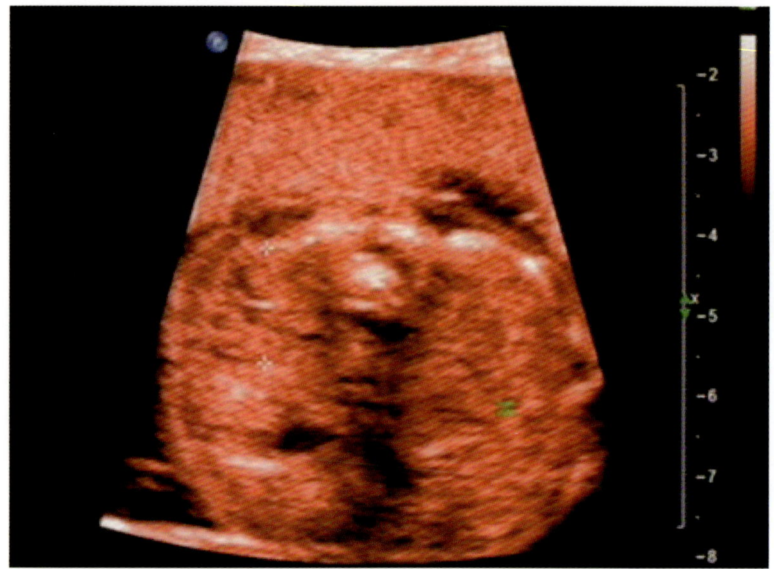

◀ 图 19–1　单侧肾缺如

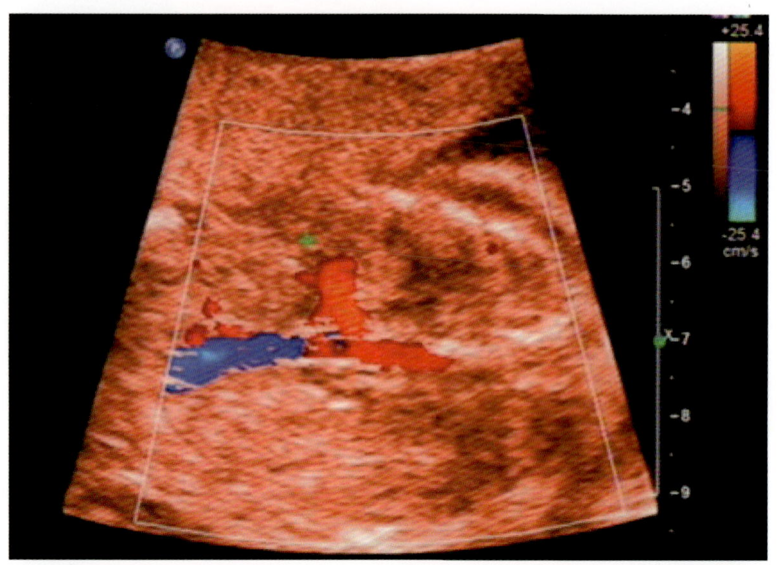

◀ 图 19–2　单侧肾缺如时显示一支肾动脉

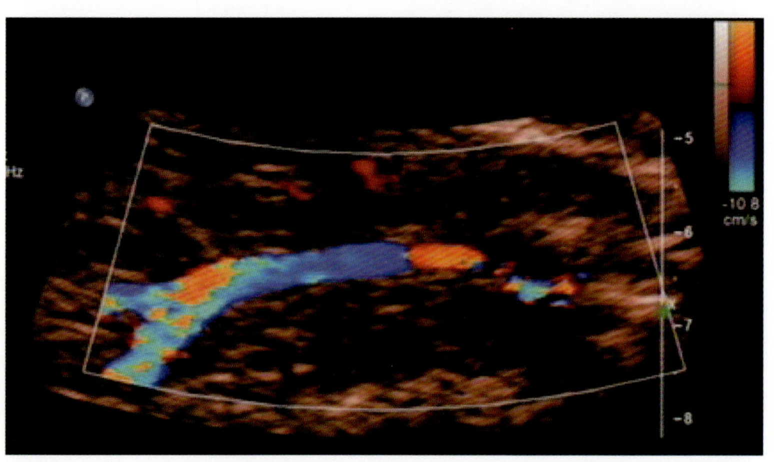

◀ 图 19–3　双侧肾缺如时双侧肾动脉缺如

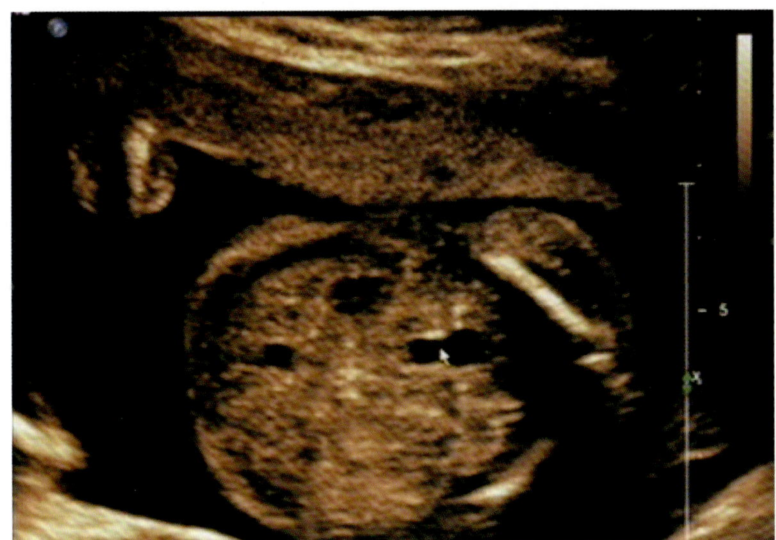

◀ 图 19-4 盆腔肾

拓展阅读

[1] Sepulveda W, Stagiannis KD, Flack NJ, Fisk NM. Accuracy of prenatal diagnosis of renal agenesis with color flow imaging in severe second-trimester oligohydramnios. *Am J Obstet Gynecol*. 1995; 173(6): 1788–92.

[2] Yuksel A, Batukan C. Sonographic findings of fetuses with an empty renal fossa and normal amniotic fluid volume. Fetal Diagn Ther. 2004; 19(6): 525–32.

第 20 章　肾脏囊性病变

Cystic Kidney

肾脏囊性病变是常规产前筛查中常见的现象。肾皮质囊肿和肾回声增强提示诊断为成人型多囊肾（常染色体显性遗传）。在某些病例中，胎儿的肝脏和脾脏可能存在明显的囊肿。在这种情况下，膀胱和羊水量通常正常。

多囊性发育不良肾（multicystic dysplastic kidney，MCKD）可能为单侧或双侧肾脏。在这种情况下，肾皮质和髓质间分界不清，囊肿随机分布，肾轮廓变形。一般来说，如果对侧肾正常，单侧多囊性发育不良肾往往是孤立的且预后良好。

双侧多囊性发育不良肾常伴有羊水缺乏或严重的羊水过少，由于可视性差，这可能影响对胎儿其余解剖结构的评估。若合并有巨大胎儿及小型脐膨出，提示 Beckwith-Wiedemann 综合征，但通常其羊水量正常或增多。若合并多系统异常，如脊柱和心脏异常，提示诊断为 VATER/VACTERL 综合征或染色体异常，如 13/18- 三体综合征。若合并多指畸形及脑膨出则强烈提示 Meckel-Gruber 综合征（常染色体隐性遗传）的可能性。许多遗传综合征是在对婴儿进行产后评估或尸检后得出诊断的。因为肾功能不全和肺发育不全，双侧 MCKD 是一种致命的疾病。

在单侧 MCKD 病例中，无联合畸形、染色体正常、羊水量充足都是相对预后良好的表现。所有受影响的新生儿都应进行完整的新生儿泌尿系统检查。

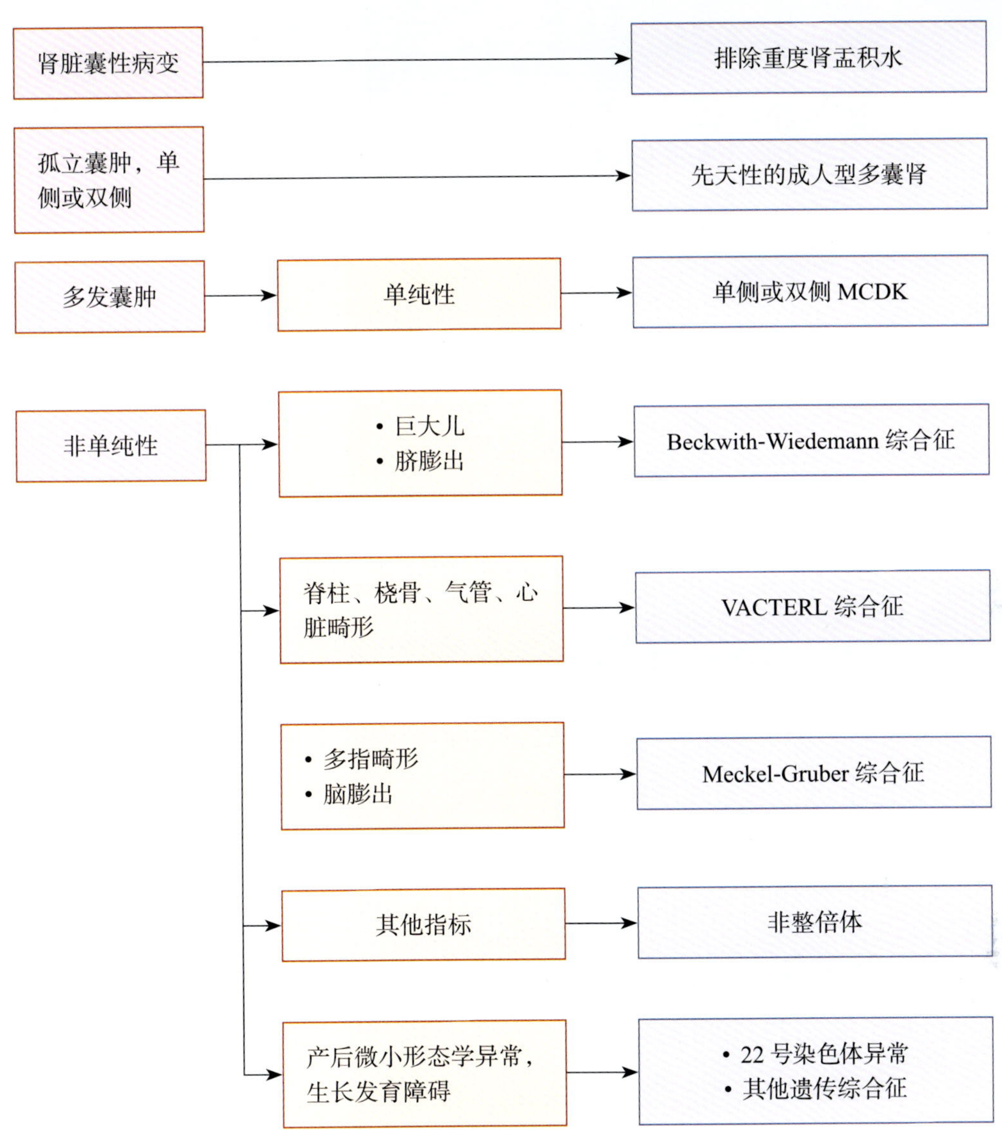

▲ **诊断流程 20-1　肾脏囊性病变的分类**

MCDK. 多囊性发育不良肾

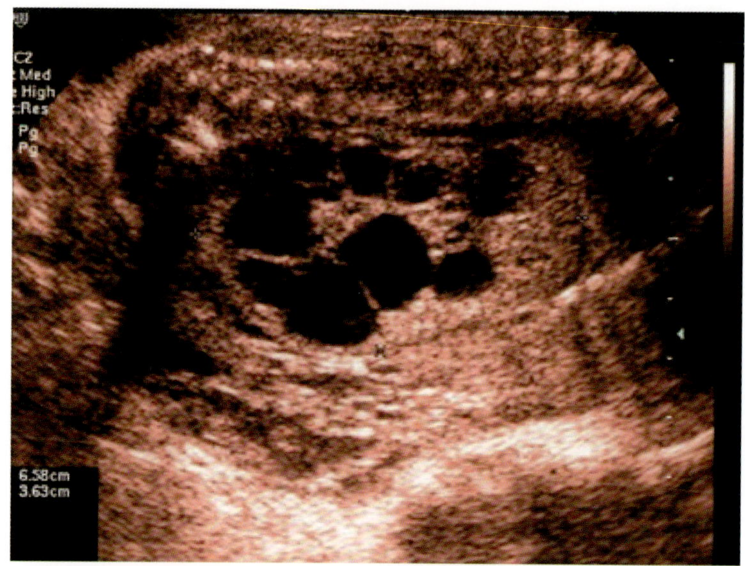

◀ 图 20-1　多囊性发育不良肾

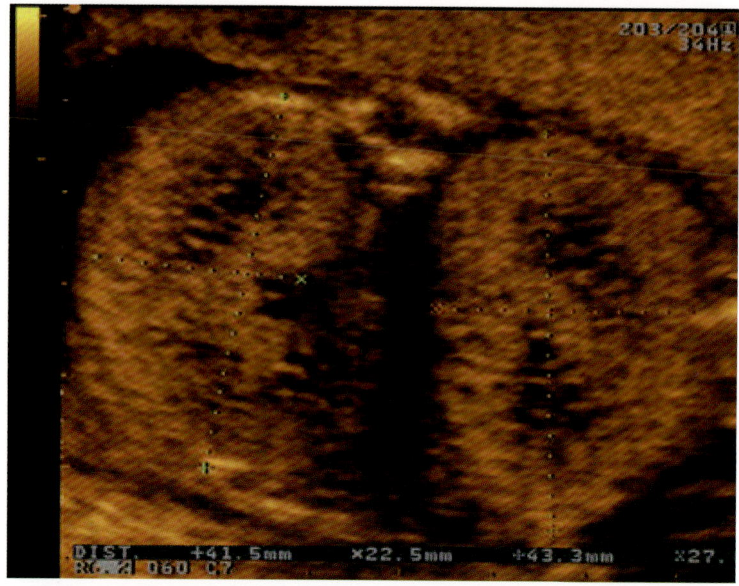

◀ 图 20-2　婴儿型多囊肾

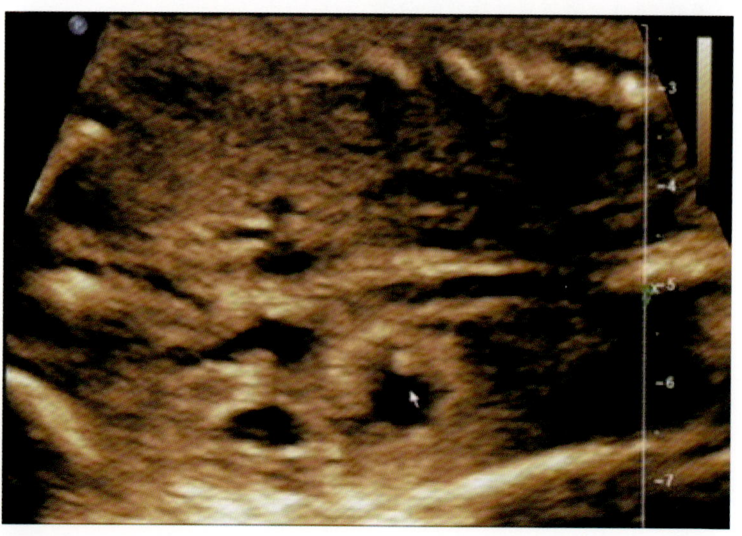

◀ 图 20-3　重复肾

拓展阅读

[1] Aubertin G, Cripps S, Coleman G et al. Prenatal diagnosis of apparently isolated unilateral multicystic kidney: Implications for counselling and management. *Prenat Diagn*. 2002; 22(5): 388–94.

[2] van Eijk L, Cohen-Overbeek TE, den Hollander NS et al. Unilateral multicystic dysplastic kidney: A combined pre- and postnatal assessment. *Ultrasound Obstet Gynecol*. 2002; 19(2): 180–3.

第21章　肾积液

Fluid-Filled Kidney

在妊娠中期，1%～3%的胎儿有肾盂扩张。在妊娠20周的常规解剖扫查时，其定义为肾盂前后径测量值>4mm或肾盏扩张。

发现肾积水应进一步对染色体异常的其他软标记进行彻底的检查。单纯性肾积水不会增加染色体异常的风险。还应评估整个尿路和羊水量。

大多数(>85%)轻度肾积水是功能性的，在妊娠期或分娩后可自行消退。其余15%是由于梗阻（通常在单侧肾积水的肾盂－输尿管交界处）或膀胱－输尿管反流所致。该组病例中，在妊娠28周后肾盂前后径>7mm通常会有持续性的肾积水，其中一部分婴儿需要进行产后矫正手术。在所有这些病例中，重要的是进行产后评估和影像学检查；在排除反流性疾病之前，这些新生儿还需要预防性应用抗生素。

由于肾集合系统的重复，有时会出现肾积水。这被称为重复肾，肾脏由两个输尿管引流。当集合系统不扩张时，其是正常的一种变异，但也可能存在反流（典型涉及下段输尿管）或梗阻。还应仔细检查是否有输尿管囊肿。

下尿路梗阻时，在妊娠16周后出现肾积水合并膀胱增大（巨膀胱）、后尿道扩张和羊水过少。肾脏可能出现发育不良、回声增强以及小的皮质囊肿。由于羊水缺乏导致的致命性肺发育不全，该发现具有很高的围产期死亡风险；新生儿期发生早发型肾衰竭的概率很高。胎儿膀胱羊膜腔分流术可能会提高围产期存活率，但不能降低婴儿期肾脏损害的高发生率，长期预后仍然很差。

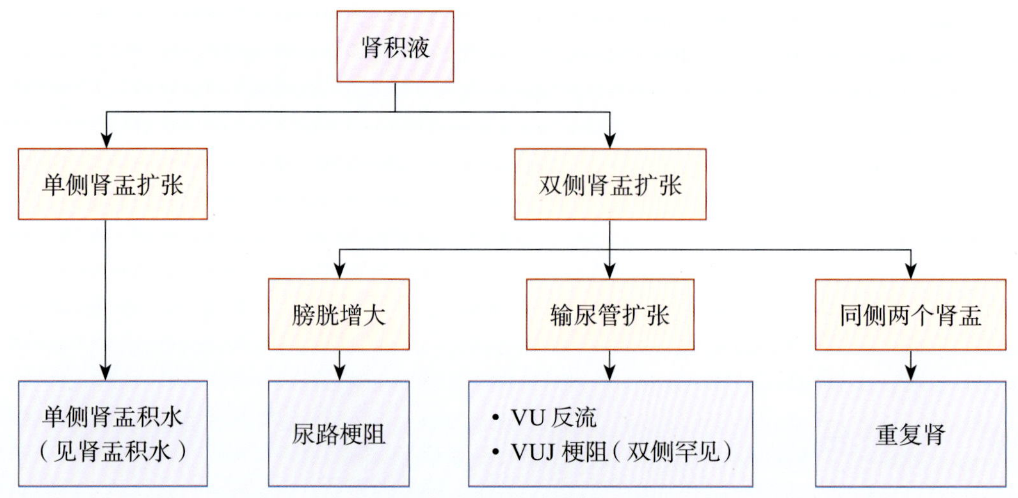

▲ **诊断流程21–1　肾积液的分类**

VU. 膀胱－输尿管；VUJ. 膀胱－输尿管连接处

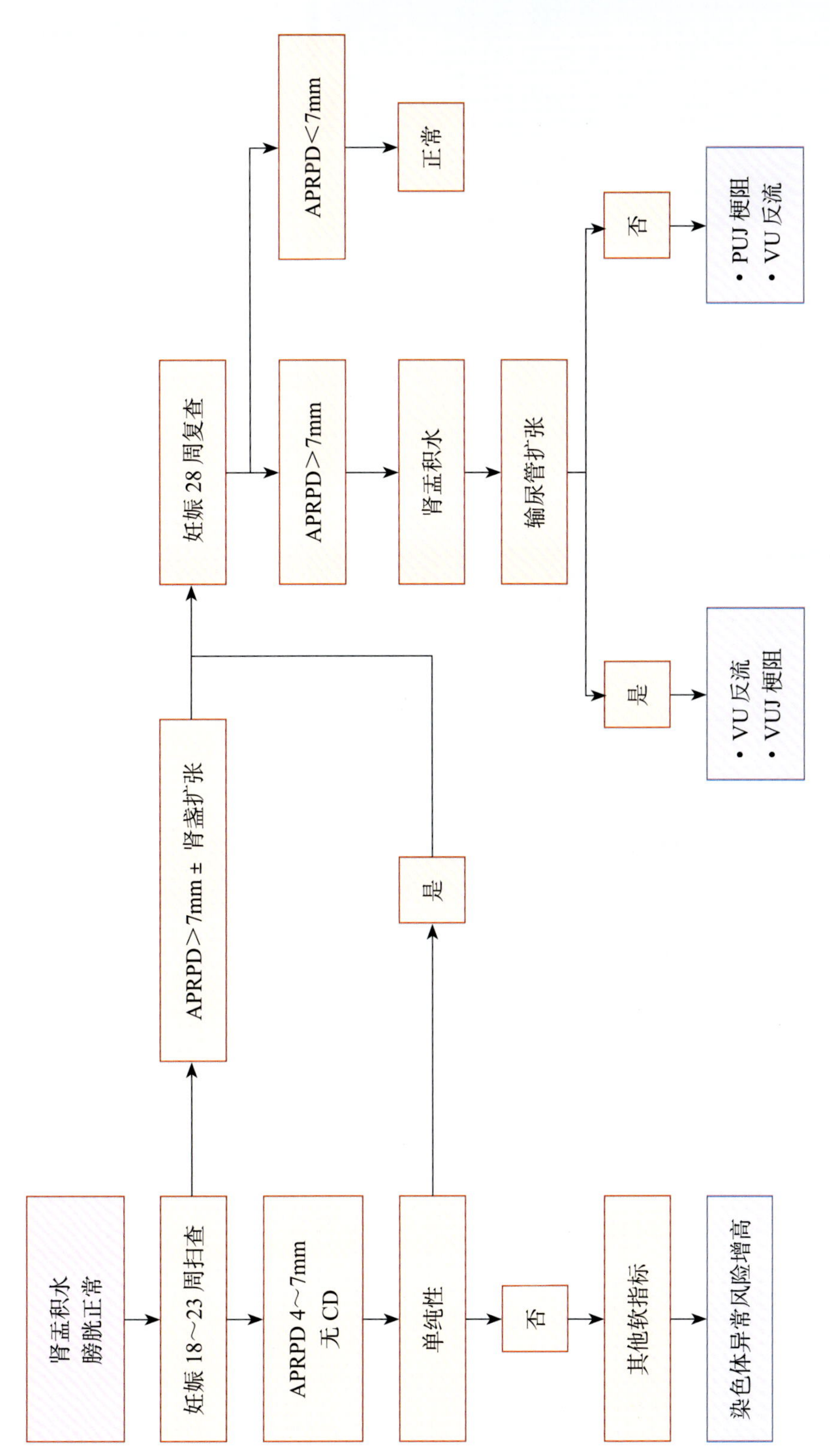

▲ 诊断流程 21-2 肾积水的分类，膀胱正常

APRPD. 肾盂前后径；CD. 肾盏扩张；VU. 膀胱 - 输尿管；VUJ. 膀胱 - 输尿管连接处；PUJ. 肾盂 - 输尿管连接处

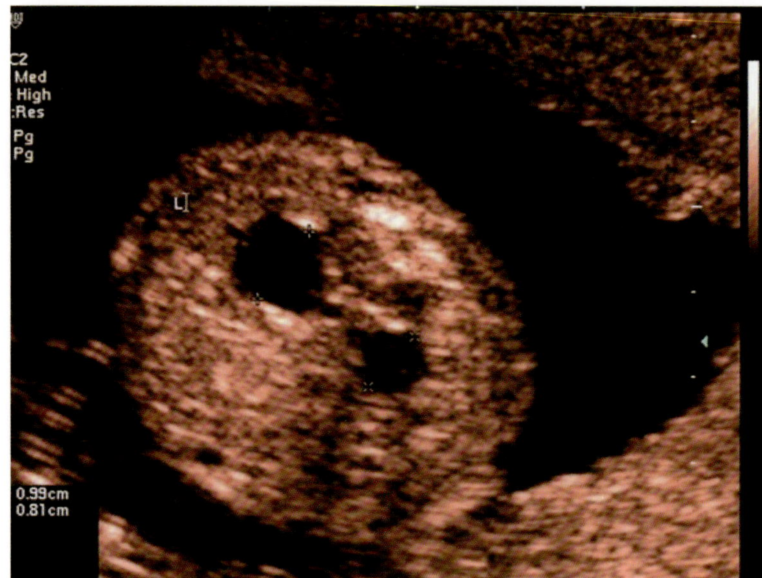

◀ 图 21-1　中度肾盂积水

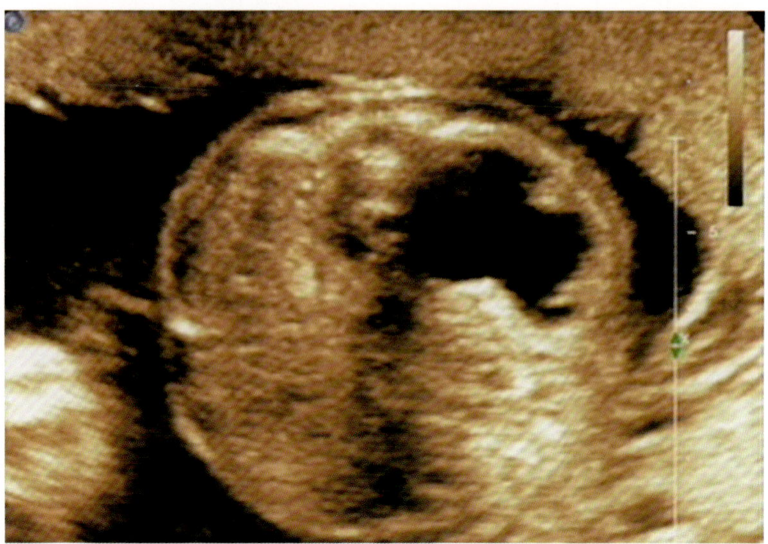

◀ 图 21-2　重度肾盂积水

拓展阅读

[1] Bhide A, Sairam S, Farrugia MK et al. The sensitivity of antenatal ultrasound for predicting renal tract surgery in early childhood. *Ultrasound Obstet Gynecol*. 2005; 25(5): 489–92.

[2] Cheung KW, Morris RK, Kilby MD. Congenital urinary tract obstruction. *Best Pract Res Clin Obstet Gynaecol*. 2019 Jan 11. pii: S1521-6934(18)30202-5.

[3] Sairam S, Al-Habib A, Sasson S et al. Natural history of fetal hydronephrosis diagnosed on mid-trimester ultrasound. *Ultrasound Obstet Gynecol*. 2001; 17(3): 191–6.

[4] Whitten SM, McHoney M, Wilcox DT et al. Accuracy of antenatal fetal ultrasound in the diagnosis of duplex kidneys. *Ultrasound Obstet Gynecol*. 2003; 21(4): 342–6.

第 22 章　肾脏回声增强

Echogenic Kidneys

当肾脏看起来比邻近的肝脏或脾脏明亮时，会被认为是回声增强。回声增强的程度似乎与胎儿预后无关，确定肾脏回声增强是正常变异还是预示有严重肾脏疾病是很困难的。常染色体显性遗传性多囊肾通常有家族性肾病史，虽然这种疾病大多只在成年时表现，但有产前早期表现的报道。

一、非孤立性发现

当胎儿存在多发异常表现时，应考虑潜在的染色体异常或遗传综合征。典型的例子有 Meckel-Gruber 综合征、VACTERL 综合征和 13- 三体综合征。

二、羊水异常

羊水过少，无论是什么原因，都提示预后不良。如果肾脏肿大，回声增强，羊水过少，应考虑常染色体隐性遗传性多囊肾（ARPKD）的诊断。患病率为 1 : 30 000，复发风险为 25%。可以做产前诊断，对有指征的病例进行基因检测至关重要。妊娠中晚期或妊娠晚期以前超声可能无法做出诊断。如果肾脏和其他测量值都增大，羊水正常，则应考虑像 Beckwith-Wiedemann 综合征和 Perlman 综合征这样的过度生长综合征。

三、正常变异

肾回声增强时羊水正常、肾脏大小正常，很可能是正常变异。

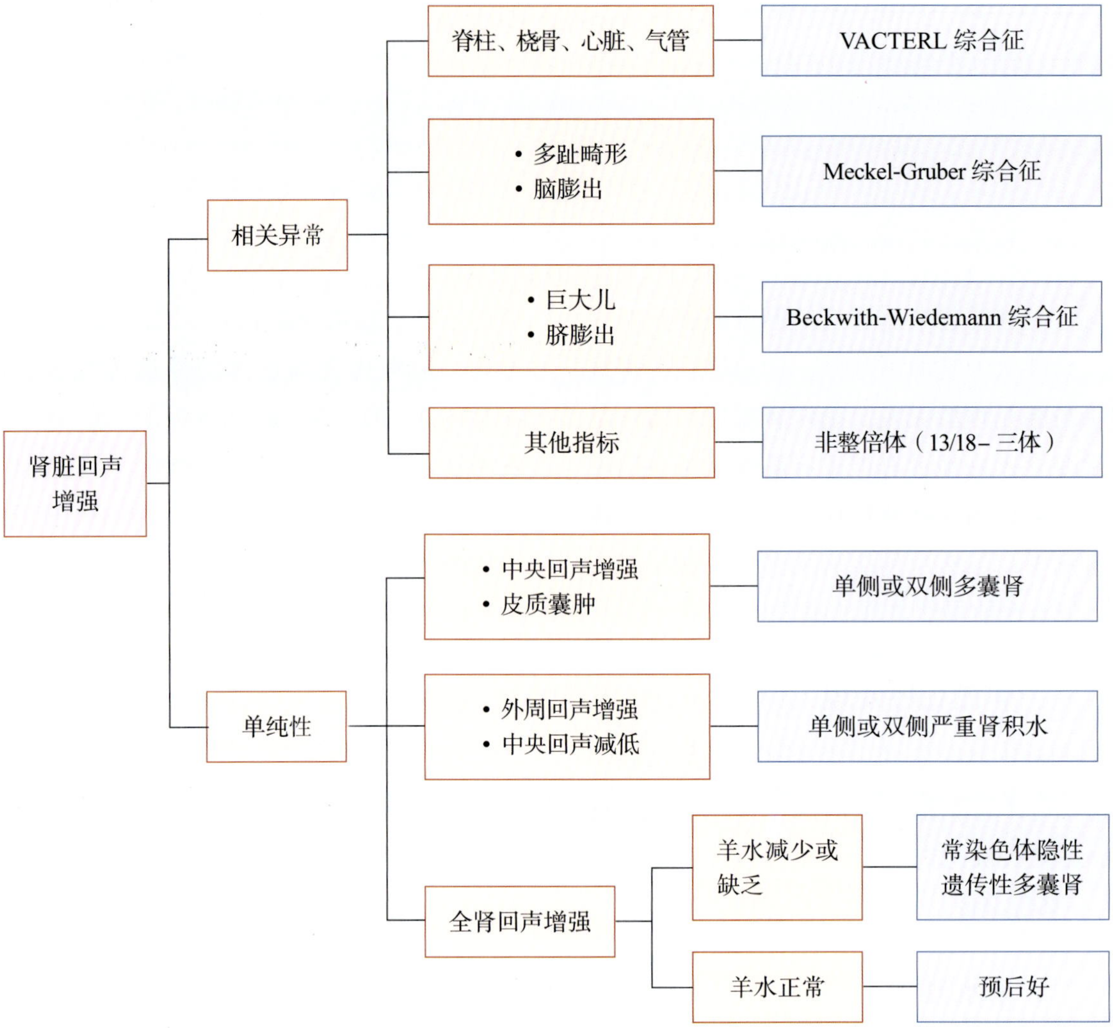

- 肾脏回声增强
  - 相关异常
    - 脊柱、桡骨、心脏、气管 → VACTERL 综合征
    - • 多趾畸形 • 脑膨出 → Meckel-Gruber 综合征
    - • 巨大儿 • 脐膨出 → Beckwith-Wiedemann 综合征
    - 其他指标 → 非整倍体（13/18- 三体）
  - 单纯性
    - • 中央回声增强 • 皮质囊肿 → 单侧或双侧多囊肾
    - • 外周回声增强 • 中央回声减低 → 单侧或双侧严重肾积水
    - 全肾回声增强
      - 羊水减少或缺乏 → 常染色体隐性遗传性多囊肾
      - 羊水正常 → 预后好

▲ 诊断流程 22-1　**肾脏回声增强的分类**

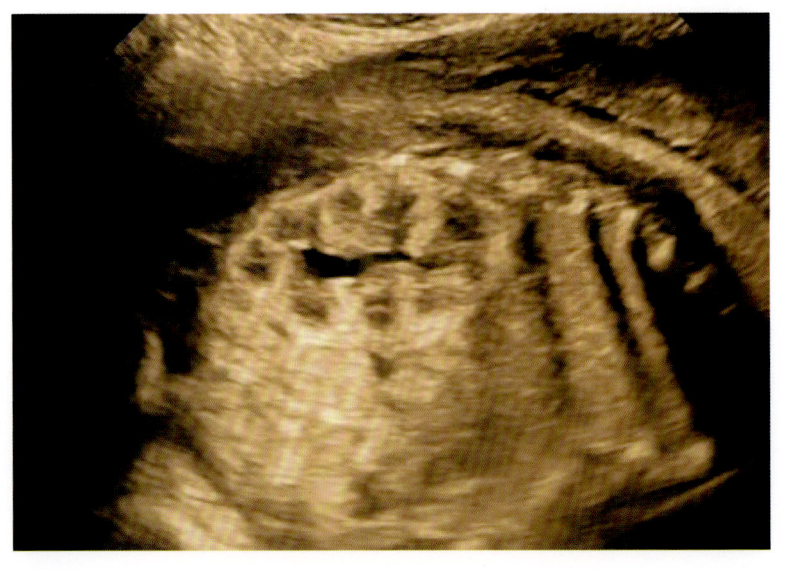

◀ 图 22-1　**肾脏回声增强**

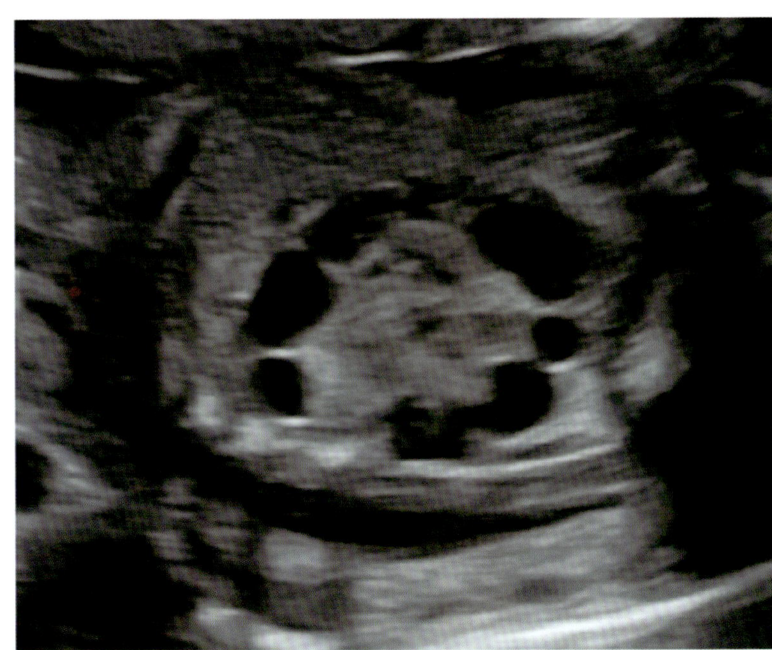

◀ 图 22-2 多囊性发育不良肾

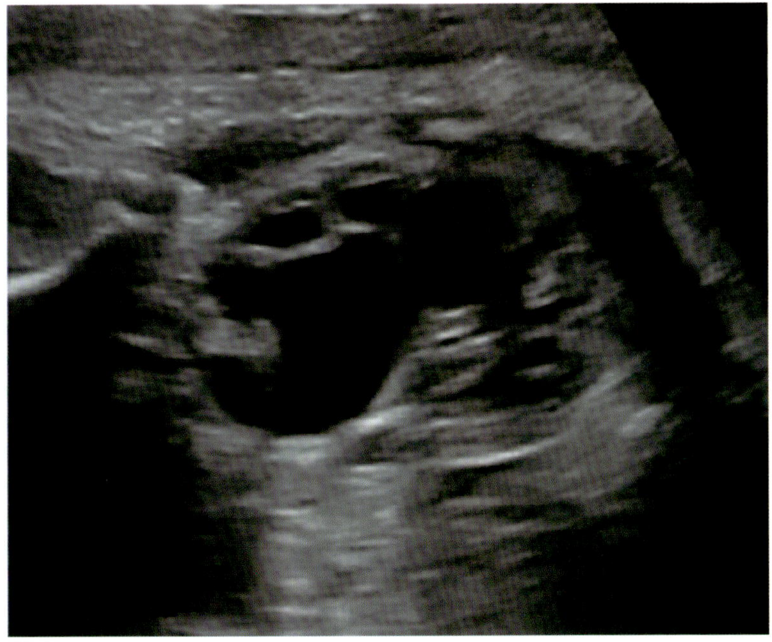

◀ 图 22-3 肾盂积水

拓展阅读

[1] Mashiach R, Davidovits M, Eisenstein B et al. Fetal hyperechogenic kidney with normal amniotic fluid volume: A diagnostic dilemma. *Prenat Diagn*. 2005; 25(7): 553–58.

[2] Winyard P, Chitty LS. Dysplastic and polycystic kidneys: Diagnosis, associations and management. *Prenat Diagn*. 2001; 21: 924–35.

第 23 章　膀胱增大

Enlarged Bladder

胎儿膀胱在妊娠期各阶段均较易显示。尽管膀胱的尺寸在整个妊娠期是可变的，但在妊娠早期，膀胱的纵向测值>7mm 被认为是异常的（巨膀胱）。评估膀胱时应同时考虑羊水量和肾脏。

在妊娠早期，发现巨膀胱应怀疑染色体异常或尿路梗阻。膀胱纵向测值为 7～15mm 的巨膀胱胎儿中，约20%为染色体异常，如13/18–三体综合征。大多数染色体正常的胎儿膀胱增大可自发缓解，预后正常。如果膀胱纵向测值>15mm，膀胱出口梗阻风险很高，如尿道闭锁、后尿道瓣膜或泄殖腔异常，且预后不良。在这些胎儿中，甚至在妊娠早期即可发现肾脏异常（高回声或发育不良）及羊水量显著减少。

在妊娠中期发现膀胱增大通常是由于膀胱出口梗阻。肾脏正常提示肾功能可能未受损，同时羊水量正常也可证实肾功能正常。这些胎儿很可能有间歇性的出口梗阻，如果肾脏在整个妊娠期保持功能正常，出生后往往预后良好。后尿道瓣膜时，通常会出现不完全或间歇性的尿道梗阻，导致膀胱增大、肥厚，伴有不同程度的输尿管积水、肾积水、肾脏发育不全和发育不良、羊水过少和肺发育不全。在部分病例中，膀胱破裂或尿液渗入腹膜腔引起尿性腹水。

膀胱增大合并肾脏异常、羊水少或无羊水时提示肾功能较差，通常提示预后不良。在这些情况下，由于已发生的肾脏损害可能是不可逆转的，膀胱–羊膜腔分流术的作用仍存在争议。

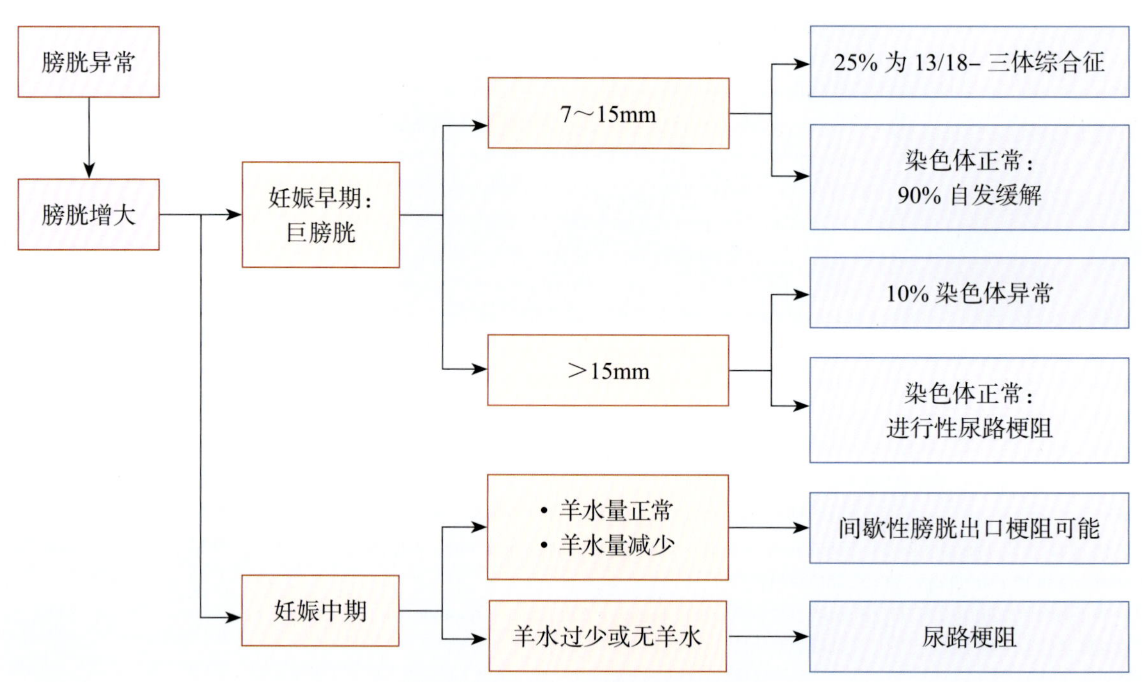

▲ 诊断流程 23–1　膀胱增大的分类

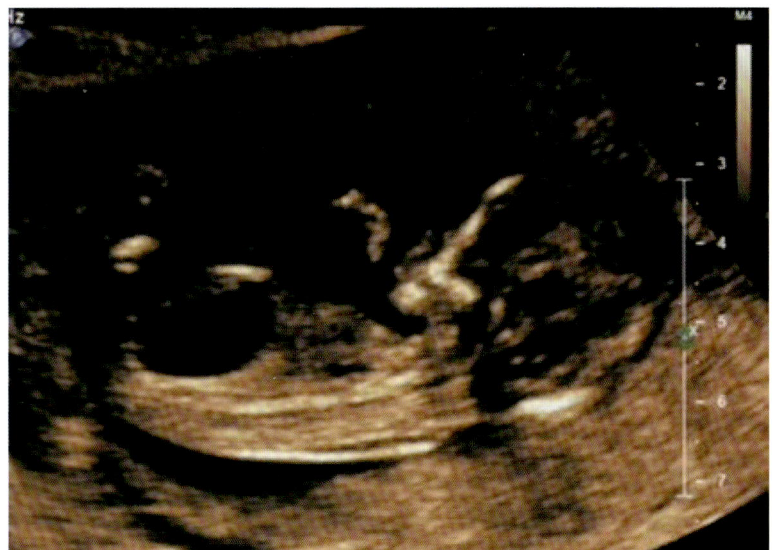

◀ 图 23-1　巨膀胱

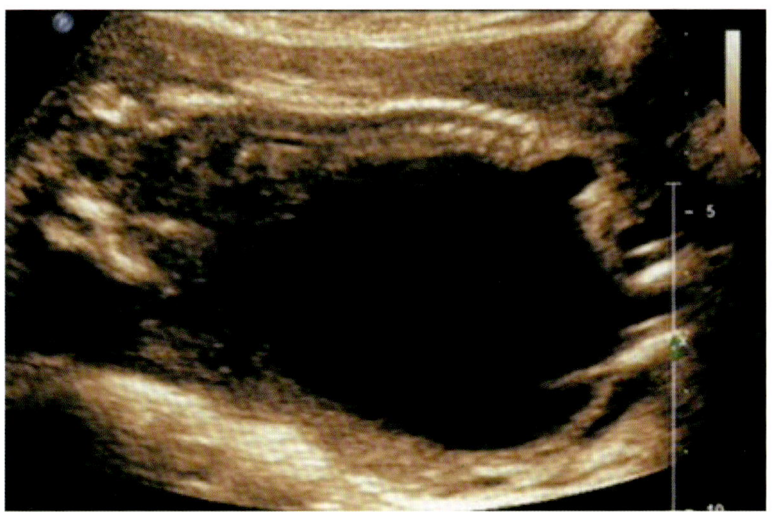

◀ 图 23-2　严重的尿路梗阻

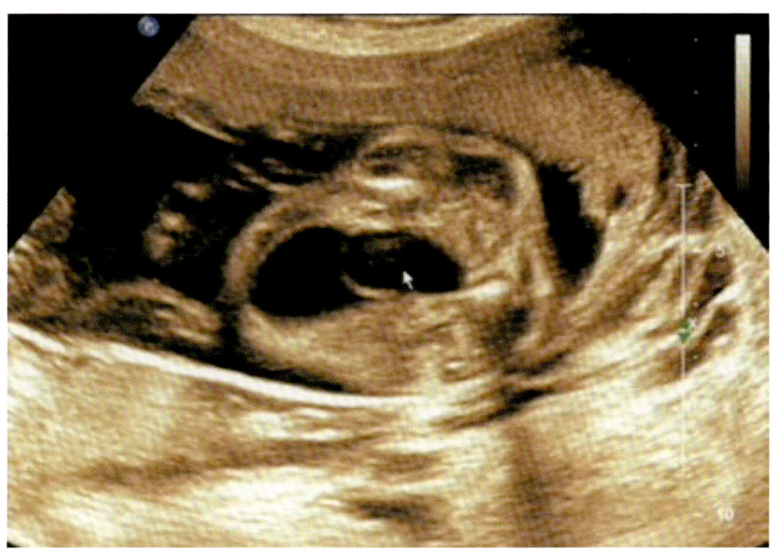

◀ 图 23-3　输尿管囊肿

拓展阅读

[1] Liao AW, Sebire NJ, Geerts L, Cicero S, Nicolaides KH. Megacystis at 10–14 weeks of gestation: Chromosomal defects and outcome according to bladder length. *Ultrasound Obstet Gynecol*. 2003; 21: 338–41.

[2] Robyr R, Benachi A, Daikha-Dahmane F, Martinovich J, Dumez Y, Ville Y. Correlation between ultrasound and anatomical findings in fetuses with lower urinary tract obstruction in the first half of pregnancy. *Ultrasound Obstet Gynecol*. 2005; 25(5): 478–82.

[3] Sepulveda W. Megacystis in the first trimester. *Prenat Diagn*. 2004; 24(2): 144–9.

第 24 章　四肢短小

Short Limbs

股骨是产科超声唯一常规测量的长骨，股骨短是可疑胎儿骨骼异常最常见的表型。对于大多数病例，长骨的缩短可能与预产期不准确、胎儿本身体格小或胎儿生长受限超声早期的特征性表型相关。胎儿骨骼发育不良是一类以骨和软骨的发育异常为特征的异质性疾病，考虑此类诊断前必须首先排除胎儿生长受限。通常妊娠 24 周前发现的胎儿骨骼发育不良常因胸廓发育不良而预后不良。

一、胎儿生长受限

通过妊娠 20～22 周超声筛查发现股骨短的胎儿，由于继发性胎盘功能不全，10%～15% 之后会发展为严重的早发型胎儿生长受限。超声诊断的特征性表现是子宫动脉多普勒血流阻力增高伴切迹出现。

二、胎儿染色体非整倍体

股骨短是染色体异常的软指标之一，因此必须仔细检查有无与染色体非整倍体异常相关的其他超声软指标。

三、骨形态正常（妊娠<24 周）

单侧股骨短提示局部股骨发育不良综合征，通常大多胎儿预后良好。如双侧股骨短提示可能存在胎儿软骨发育不全，后者属于致死性，通常为短肢（四肢均极度短小）同时合并胸廓发育不良。

四、骨形态不正常（妊娠<24 周）

超声诊断长骨弯曲很难与骨折相鉴别，但两者均提示软骨生成不全、致死性骨发育不良、肢体弯曲发育不良或成骨不全的诊断。明确的骨钙化不良则提示低磷酸酶血症或成骨不全的诊断。多指（趾）是短肋 - 多指综合征的特征性表型，而点状软骨发育不良可有小头表现。

五、妊娠晚期诊断

妊娠晚期股骨短常考虑软骨发育不全的诊断，也可考虑先天性脊柱骨骺发育不全（spondyloepiphyseal dysplasias congenital，SEDC）。但后者由于产前超声无明显特征表现，故极少能在产前做出诊断。合并多指（趾）通常提示窒息性胸廓不良（Jeune 综合征）及软骨 - 外胚层发育不良（Ellis-Van Creveld 综合征）。

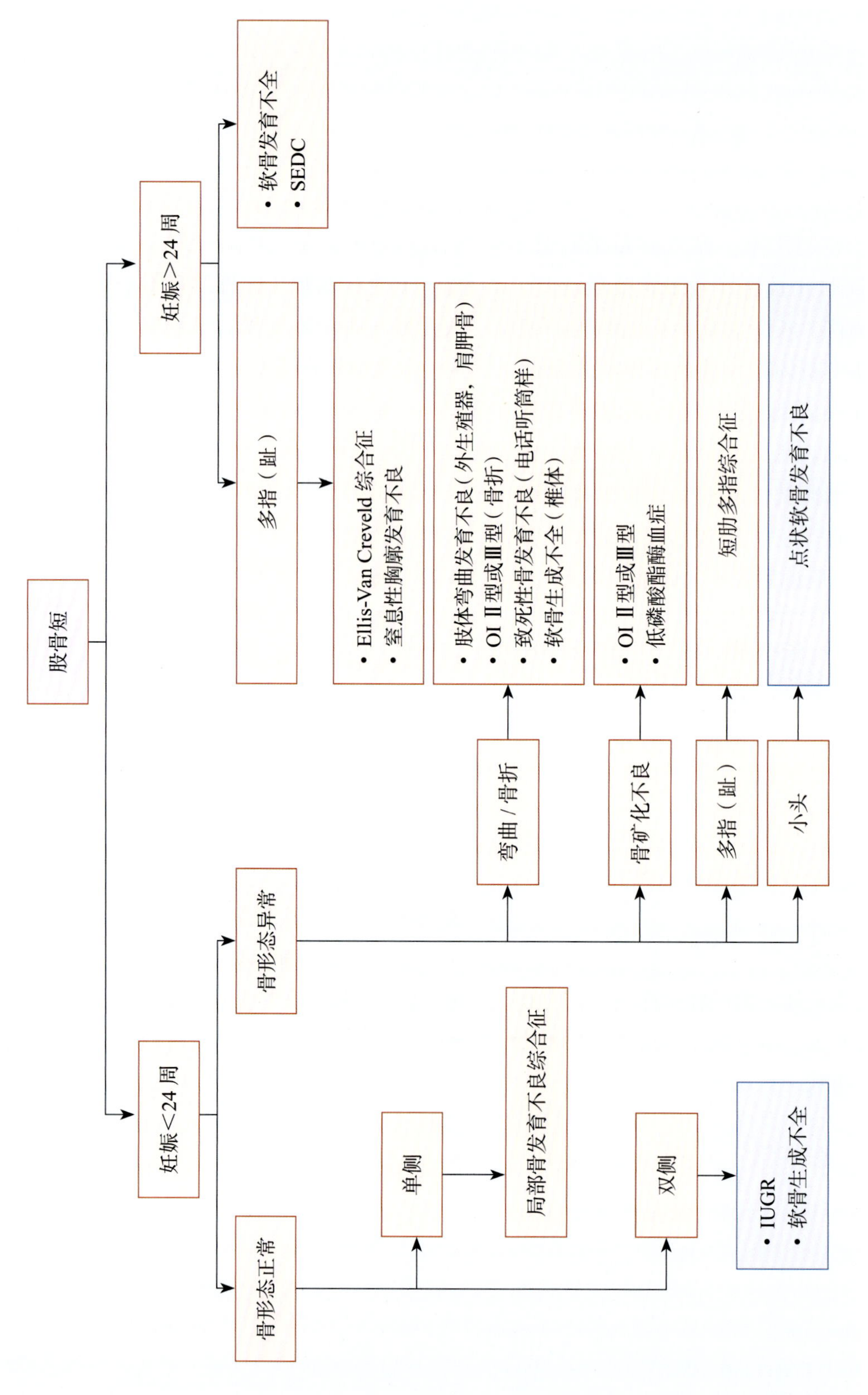

▲ **诊断流程 24-1　短肢分类**

IUGR. 胎儿生长受限；SEDC. 脊柱骨骺发育不良；OI. 成骨不全

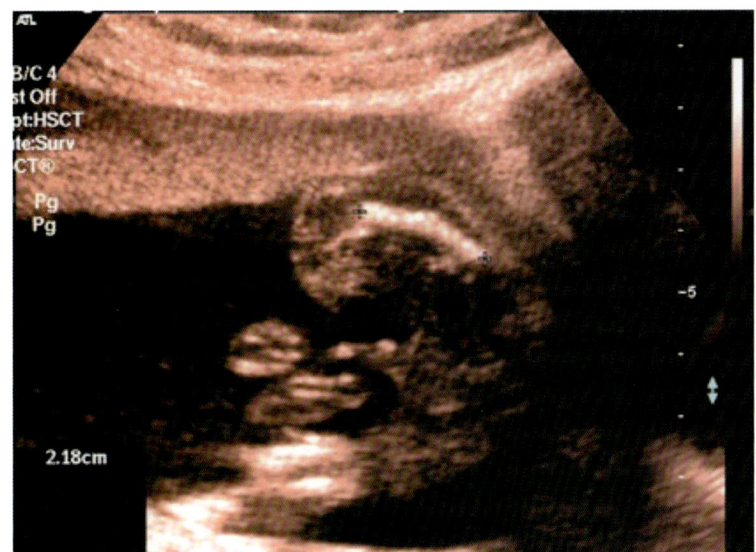

◀ 图 24-1　股骨短伴弯曲

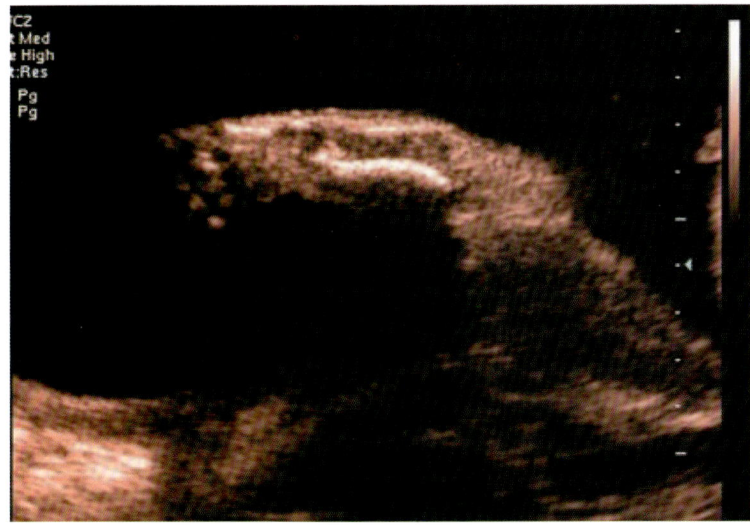

◀ 图 24-2　前臂骨缩短弯曲

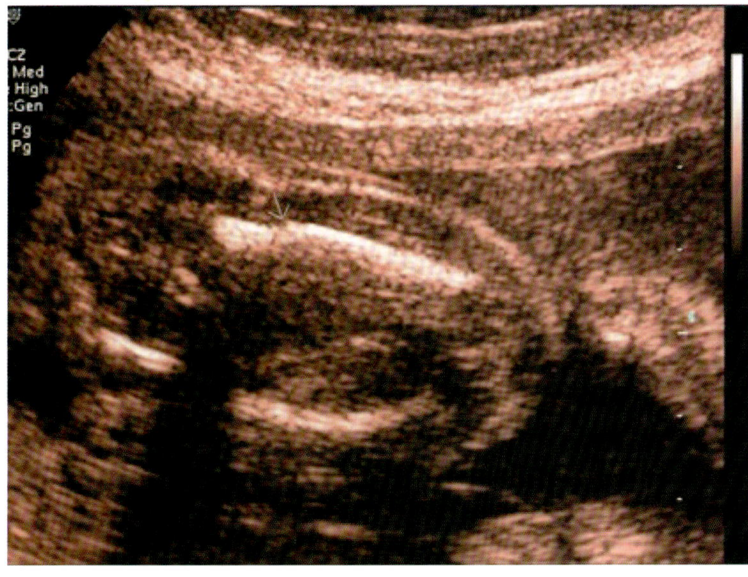

◀ 图 24-3　股骨短并骨折

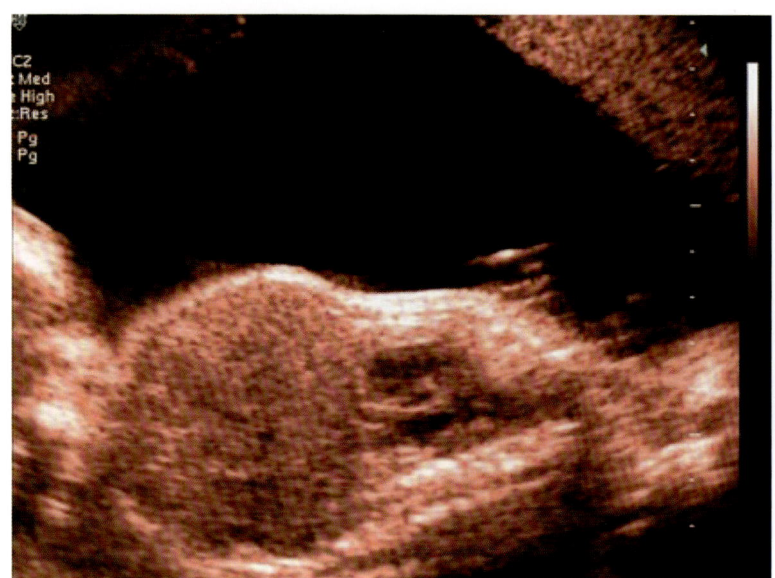

◀ 图 24-4 胸廓发育不良

拓展阅读

[1] Lachman RS, Rappaport V. Fetal imaging in the skeletal dysplasias. *Clin Perinatol*. 1990; 17(3): 703–22.

[2] Papageorghiou AT, Fratelli N, Leslie K, Bhide A, Thilaganathan B. Outcome of fetuses with antenatally diagnosed short femur. *Ultrasound Obstet Gynecol*. 2008; 31: 507–11.

第 25 章　关节异常

Joint Abnormalities

通常只有严重的关节异常才能在产前得到诊断。然而，由于胎儿本身关节的活动性，以及妊娠晚期、羊水过少、多胎妊娠等引起的胎儿宫内空间拥挤，这些均可以导致假阳性的诊断。

一、畸形足

畸形足指足成内翻畸形的表现，能够在宫内诊断的足内翻常由于踝关节肌肉的神经支配异常所致。单侧孤立的足内翻预后很好，复杂 / 双侧的足内翻病例多数与染色体异常、遗传综合征或神经发育异常有关。

二、多关节屈曲固定

这些发现均归属于先天性多发性关节挛缩概念的范畴，这类疾病涵盖了许多不同的神经肌肉异常表型，分娩后需要严密随访预后。关节处皮肤蹼样改变是多发性翼状胬肉综合征的特征性表型。如果病变局限于下肢，合并脊柱尾端发育突然终止，则是尾退化综合征的表现，通常与母亲糖尿病相关。如果超声提示长骨长度异常、矿化异常或骨折，则应考虑骨发育不良。

三、张力 / 姿势异常

少数情况下，胎儿关节呈现姿势或张力异常，提示可能存在神经肌肉发育异常，如 Pena-Shokeir 综合征。后者仅在不同情况下多次扫查时，胎儿保持固定姿势不变时才被考虑。

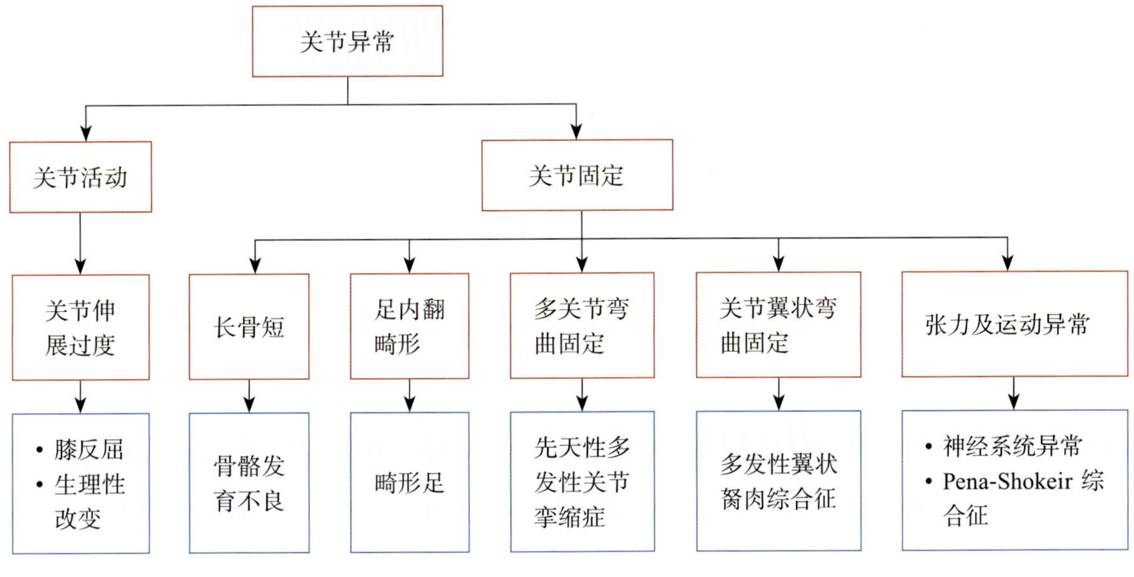

▲ 诊断流程 25-1　关节异常分类

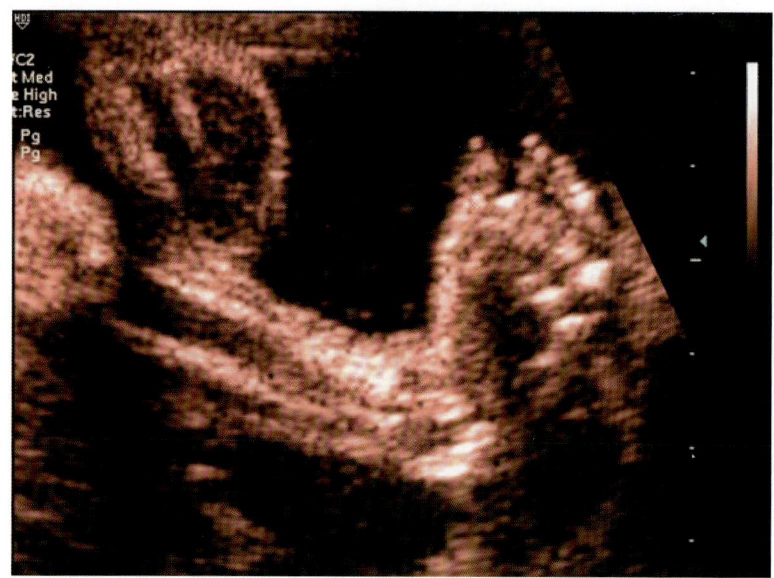

◀ 图 25–1 足内翻

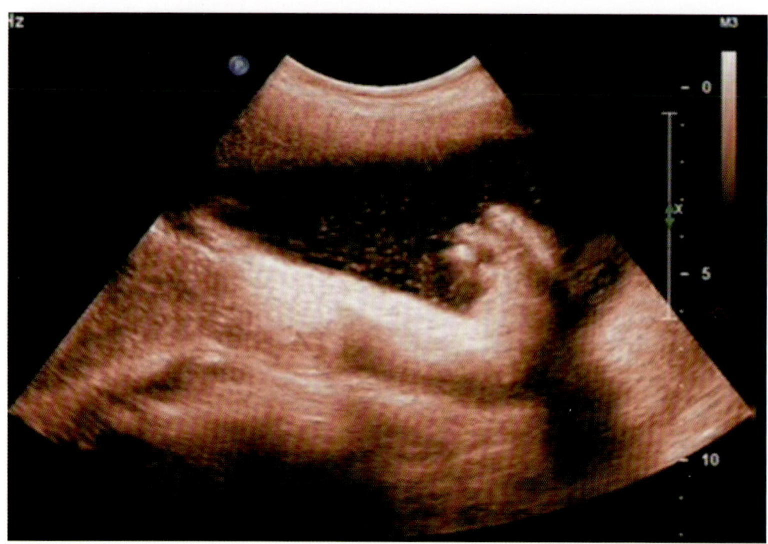

◀ 图 25–2 腕关节挛缩

拓展阅读

[1] Bakalis S, Sairam S, Homfray T, Harrington KF, Nicolaides K, Thilaganathan B. Outcome of antenatally diagnosed talipes equinovarus in an unselected obstetric population. *Ultrasound Obstet Gynecol* 2002; 20: 226–9.

[2] Bonilla-Musoles F, Machado LE, Osborne NG. Multiple congenital contractures (congenital multiple arthrogryposis). *J Perinat Med*. 2002; 30(1): 99–104.

第 26 章　胎儿手异常

Hand Abnormalities

通常，手异常是在发现其他结构畸形后才作为详细扫查胎儿的一部分被注意到。这种情况下，手部异常可能与染色体或基因异常有关。

一、运动 / 姿势异常

手指重叠或手紧握拳让人想到胎儿可能存在染色体异常如 18- 三体综合征，或者神经肌肉疾病，如 Pena-Shokeir 综合征。如果手处于一种去大脑强直的内旋姿势，应该怀疑桡骨缺如或者神经发育存在问题。

二、结构异常

多指畸形多为单发异常，预后良好。一些综合征如三体综合征，骨骼发育不良、Meckel-Gruber 和 Smith-Lemli-Opitz 综合征等与此征象相关。指（趾）缺失或早期发生的指（趾）短缩多见于羊膜带综合征和肢体末端横向缺失。裂手或螯状指畸形提示先天性缺指可能。

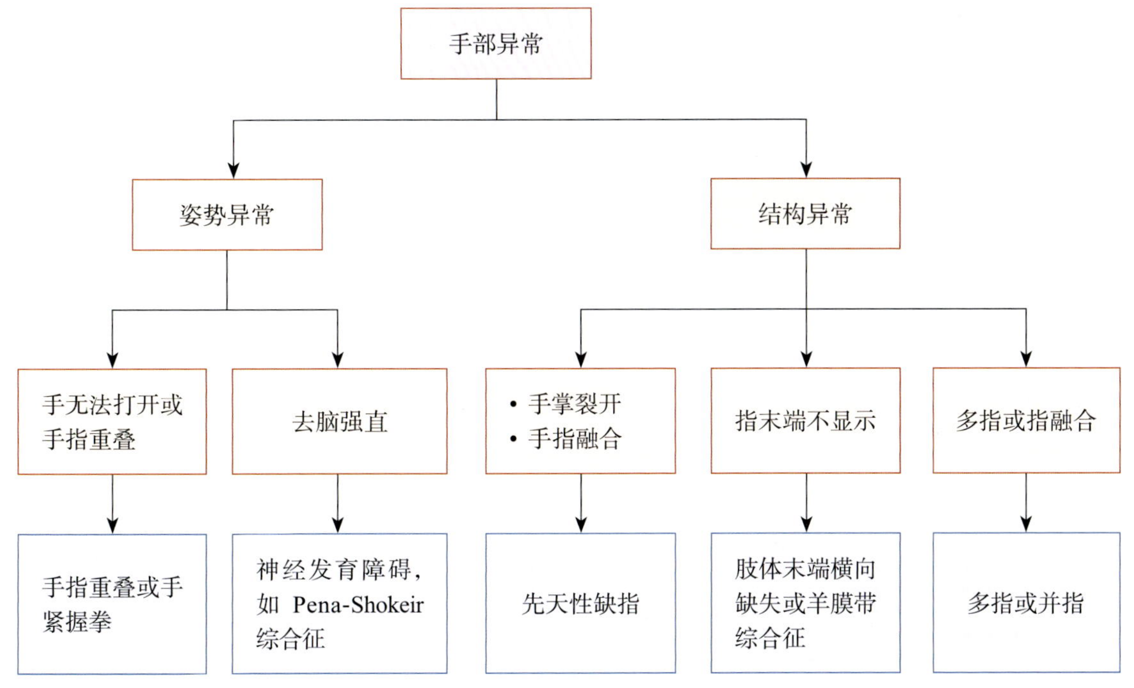

▲ 诊断流程 26-1　手部异常分类

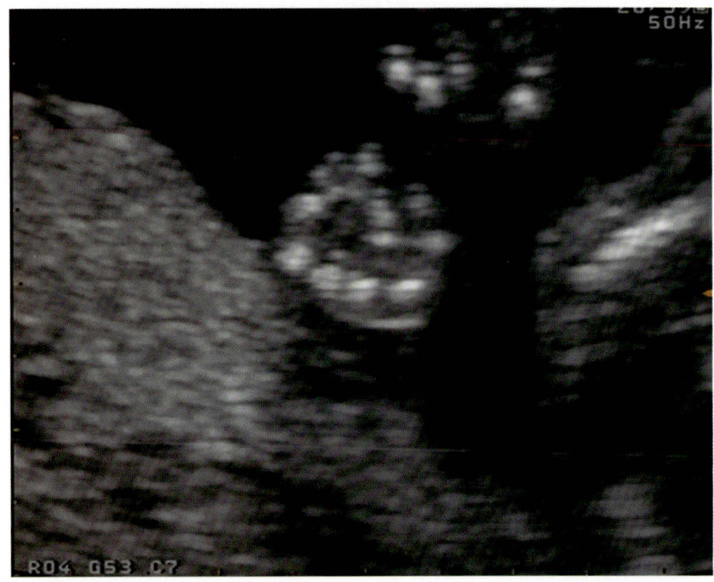

◀ 图 26-1　手指重叠

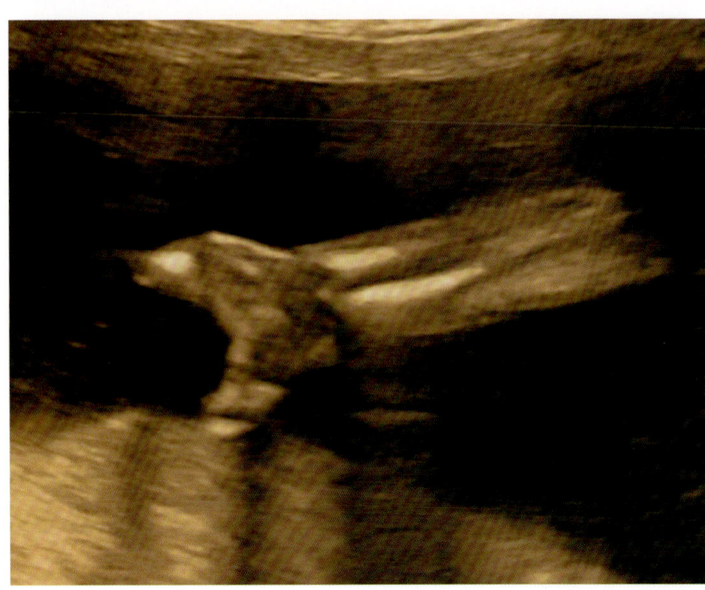

◀ 图 26-2　手先天性缺指

拓展阅读

[1] Bromley B, Shipp TD, Benacerraf B. Isolated polydactyly: Prenatal diagnosis and perinatal outcome. *Prenat Diagn.* 2000; 20(11): 905–8.

[2] Watson S. The principles of management of congenital anomalies of the upper limb. *Arch Dis Child.* 2000; 83(1): 10–7.

第 27 章　胎儿脊柱异常

Spinal Abnormalities

产前超声检查最常见的脊柱异常是脊柱裂。其他脊柱病变也可发生，但相对来说并不常见。

一、脊柱裂

通常通过检查发现特征性的柠檬头和香蕉形小脑来诊断。新生儿预后与病变程度、累及节段数、脊柱侧后凸的严重程度、侧脑室增宽和小头畸形相关。

二、骶尾部畸胎瘤

骶尾部畸胎瘤的常见超声表现为脊柱末端有血流的囊实混合性肿瘤。瘤内动静脉分流导致的高输出量心力衰竭可引发胎儿水肿和羊水过多。该类肿瘤很少为恶性，切除后预后良好。

三、脊柱成角

半椎体因发病率低且超声诊断相对困难，所以很少产前确诊。多数病例预后良好，但需关注合并 VATERL 或 VACTERL 综合征的可能。脊柱后凸（过度驼峰）和脊柱侧弯（侧畸形）在产前诊断中多为孤立畸形，偶与脊柱裂、体蒂异常和骨骼发育不良并发。

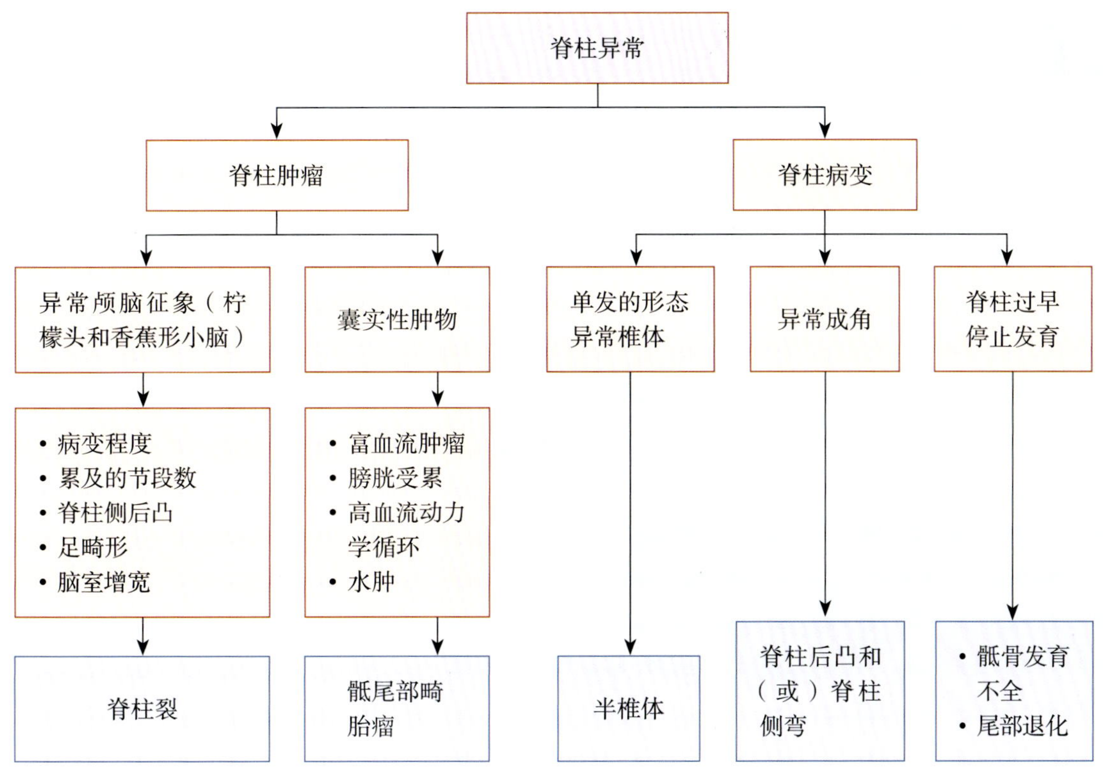

▲ 诊断流程 27-1　脊柱异常分类

四、尾部退化

尾部退化包括从部分骶骨发育不全到腰骶椎完全缺失的多种不同严重程度畸形。其中的极端类型（人体鱼序列征），表现为下肢和骨盆结构融合并发育不良。尾部退化在妊娠期糖尿病孕妇的胎儿中更常见。

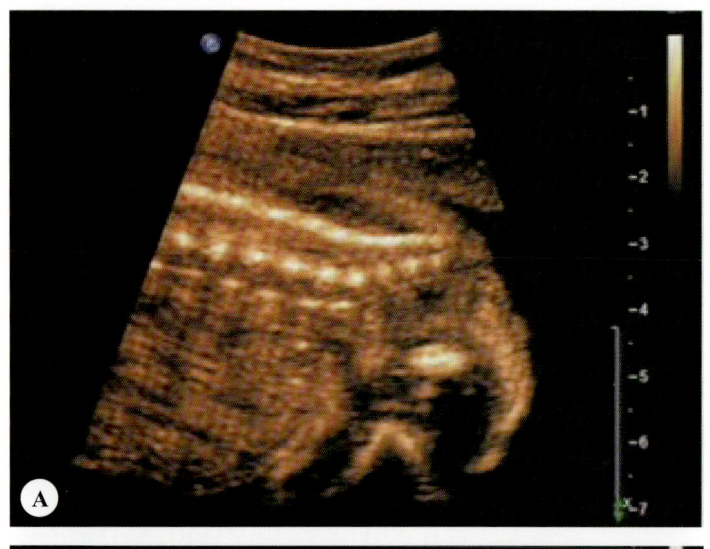

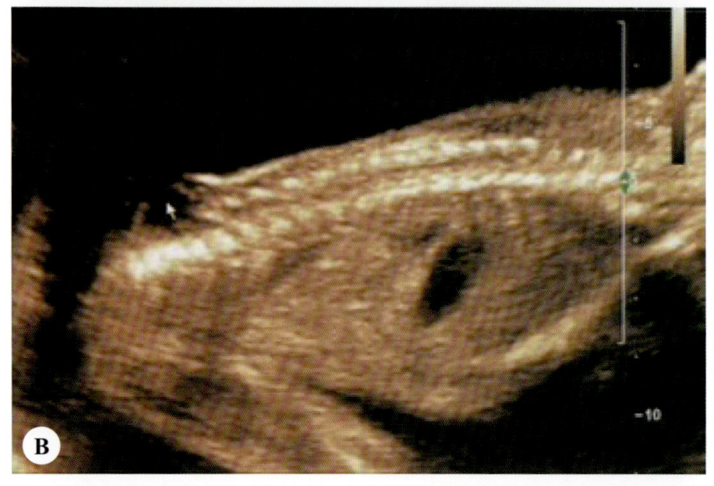

◀ 图 27-1　**A.** 正常脊柱；**B.** 骶尾部脊膜脊髓膨出

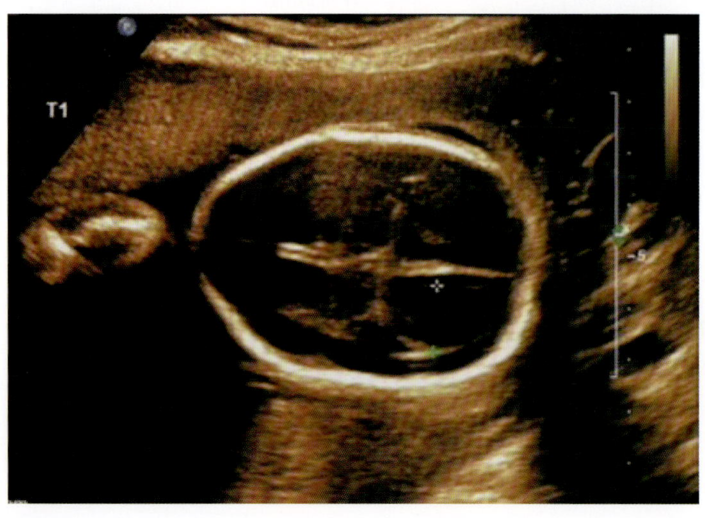

◀ 图 27-2　柠檬头

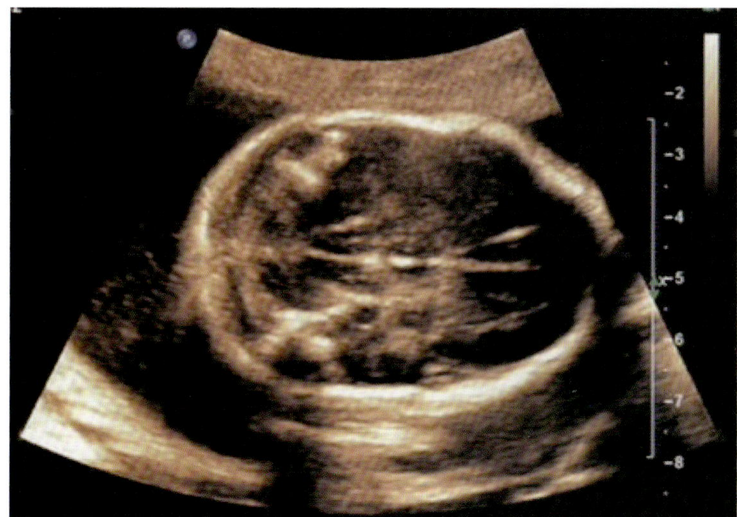

◀ 图 27-3　香蕉形小脑

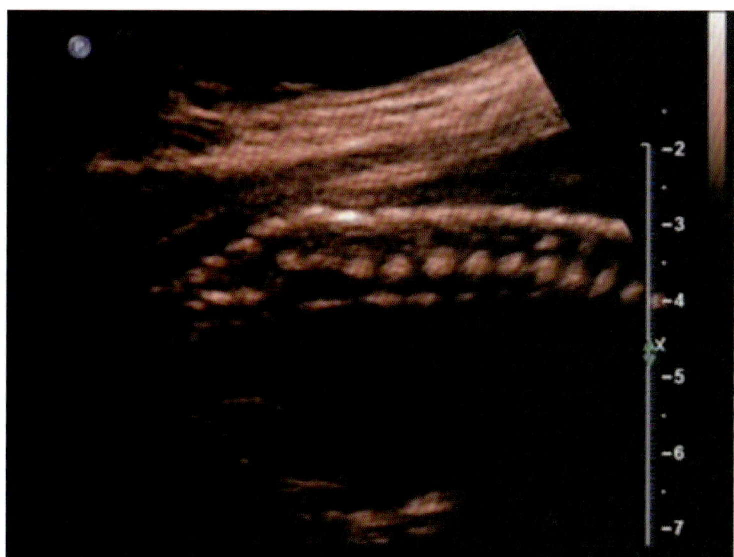

◀ 图 27-4　半椎体

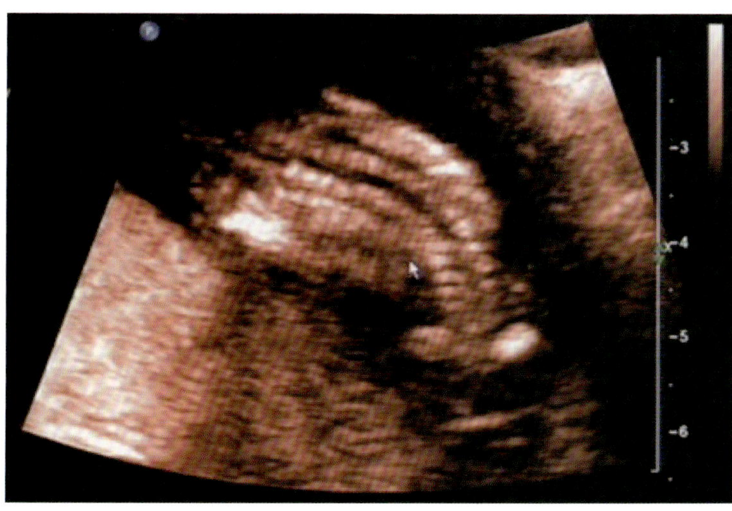

◀ 图 27-5　脊柱后凸畸形

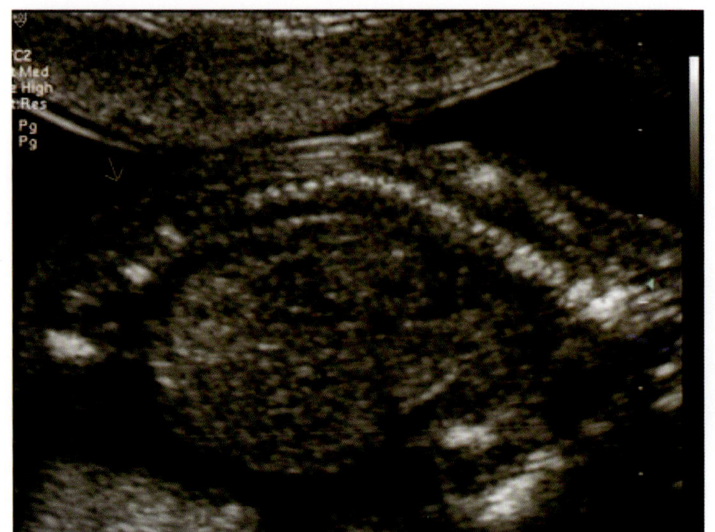

◀ 图 27–6　尾部退化

拓展阅读

[1] Mitchell LE, Adzick NS, Melchionne J et al. Spina bifida. *Lancet*. 2004 Nov 20–26; 364(9448): 1885–95.

[2] Nyberg DA. The fetal central nervous system. *Semin Roentgenol*. 1990 Oct; 25(4): 317–33.

第 28 章　脊柱肿物

Spinal Masses

骶尾部畸胎瘤是最常见的胎儿肿瘤，活产儿发病率约为 1∶40 000。这些肿瘤来源于多能胚胎细胞，大多数是发生于尾部骶骨水平的外生型肿瘤，具有多种盆腔成分。瘤体可能非常大，常为非均质性，含有囊性及实性成分。羊水过多可继发于高动力循环状态或肿瘤内出血造成的贫血。大多数骶尾部畸胎瘤是良性的，只有不到 10% 的畸胎瘤有恶性成分。生长速度快、腹腔内成分含量多的肿瘤及合并羊水过多、胎儿水肿时预后最差。

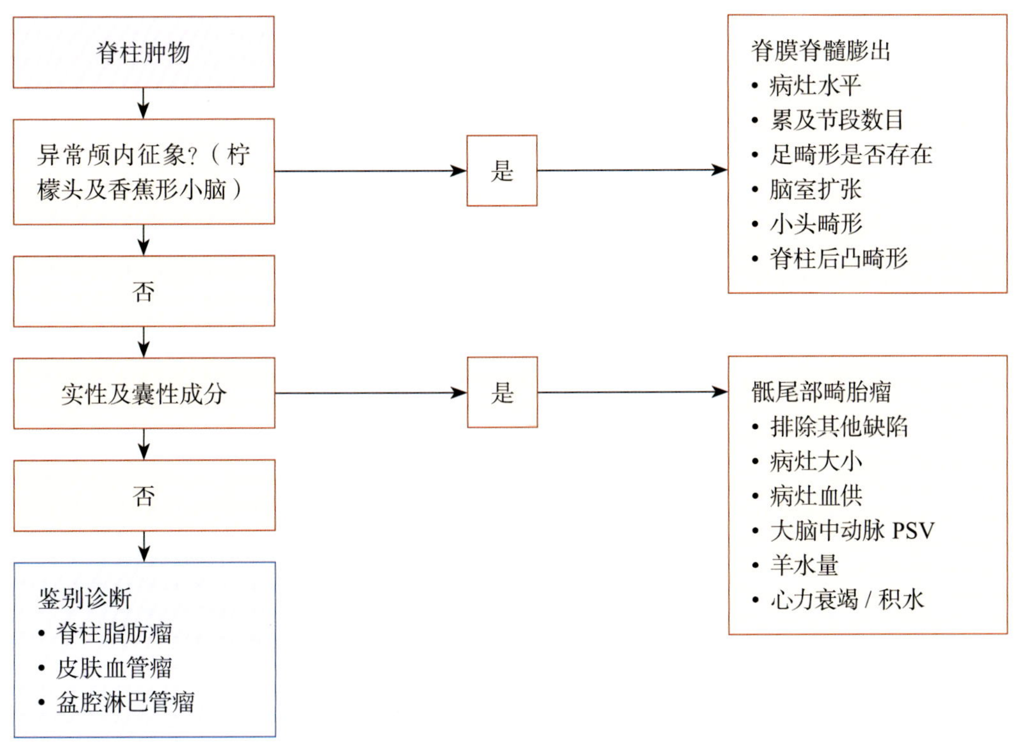

▲ 诊断流程 28–1　脊柱肿物的分类

PSV. 收缩期峰值流速

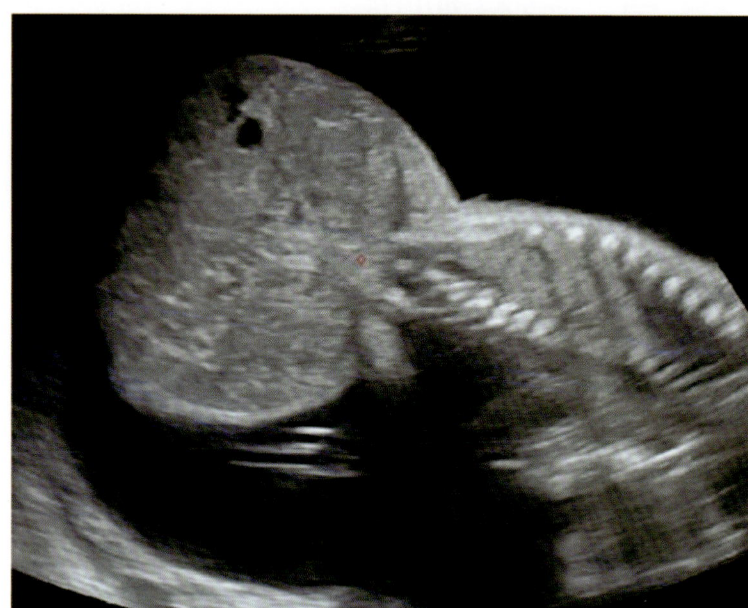

◀ 图 28-1 骶尾部畸胎瘤

拓展阅读

[1] Sananes N, Javadian P, Schwach Werneck Britto I et al. Technical aspects and effectiveness of percutaneous fetal therapies for large sacrococcygeal teratomas: Cohort study and literature review. *Ultrasound Obstet Gynecol*. 2016; 47: 712–9.

第29章　头颈部肿物

Head and Neck Masses

胎儿头颈部肿瘤很少见。发现此类肿瘤时应评估羊水量，以排除胎儿吞咽或梗阻导致的羊水过多。此外，必须仔细观察胎儿解剖，合并其他胎儿异常时提示染色体异常或遗传综合征可能。

此类肿瘤的预后很大程度上取决于肿瘤的大小。肿瘤较大会导致气管受压，意味着新生儿气道无法保持通畅。必须仔细测量肿瘤的大小，决定是否需要在出生时进行产时宫外治疗（ex utero intrapartum treatment，EXIT）（见本章下文）。其他影响预后的重要因素包括是否合并其他异常、胎儿水肿（可发生于高度血管化肿瘤）及羊水过多（由于早产风险高）。

一、颈部畸胎瘤

这种罕见的颈部肿瘤由多种胚层组织构成（常包括神经组织、皮肤、软骨、骨骼和甲状腺等），因此超声表现为非均质回声。通常肿瘤为单侧、囊实性、多房性肿物，长径为5～12cm，约半数病例存在钙化。由于肿瘤体积大，常造成呼吸道梗阻，导致20%～40%的病例出现羊水过多。生后矫正手术常涉及广泛的颈部（病灶）切除，通常需要多次手术才能完全切除并达到可接受的外观效果。患儿远期有甲状腺功能减退及甲状旁腺功能减退的风险。

二、上颌寄生胎

这种口咽部肿瘤尤为罕见，常被归为成熟畸胎瘤。此类肿瘤起源于蝶骨、腭咽或者下颌，并且向口腔、鼻腔及颅内生长。超声提示为口腔内的实性肿瘤，常合并羊水过多。肿瘤常有丰富血管，导致胎儿心功能失代偿及胎儿水肿。由于肿瘤可能向颅内生长，应当仔细检查脑部解剖结构。此外，肿瘤可合并腭裂及小颌畸形。由于气道梗阻，此病预后差，通常需要行EXIT手术。

三、胎儿甲状腺肿

此病表现为胎儿甲状腺体积增大，可能是由母体甲状腺功能亢进或甲状腺功能减低引起，但也可见报道于母体甲状腺功能正常的病例。超声表现为对称的颈前部实性肿物，导致胎儿头部过伸。胎儿甲状腺肿可导致羊水过多，过伸可导致难产。多数病例母亲有甲状腺病史，母亲接受治疗常可改善胎儿甲状腺功能亢进。有时必须采集胎儿血液以确定胎儿甲状腺功能状况，也有通过羊膜腔穿刺或脐带穿刺直接对胎儿进行治疗的病例报道。

四、囊性水瘤（水囊瘤）

这是胎儿期颈部肿块最常见的原因，可能是由淋巴系统畸形所致。在妊娠早期，囊性水瘤表现为妊娠 11～13^{+6} 周胎儿颈项透明层增厚（见第 30 章）。妊娠中期超声表现为胎儿颈后的薄壁囊性肿物，中线分隔（项韧带）为其特征性表现。囊性水瘤分隔常为多发，且为对称性肿大。囊性水瘤可以非常大，向前延伸、进入腋窝或纵隔。胎儿水肿是预后不良的表现，出现时死亡率＞95%。胎儿囊性水瘤与染色体异常（特别是 Turner 综合征及胎儿三体综合征）和遗传综合征（如 Noonan 综合征、Joubert 综合征）密切相关。应对胎儿进行包括胎儿超声心动图在内的详细超声检查以排查遗传学异常的其他表现，并为父母提供胎儿核型检查。体积较小的囊性水瘤和妊娠晚期发现的囊性水瘤预后较好，多数可自发缓解，产后治疗用于改善气道机械性梗阻及医学整形。

五、胎儿血管瘤

胎儿血管瘤罕见，累及胎儿的面部和颈部，超声表现为厚壁无回声肿物，其内可以检测到其有特征性的搏动性多普勒血流信号。出生时为具有扩张血管的紫色肿瘤。典型表现为出生时完全出现，并在出生后 6～18 个月内迅速消退。

六、产时宫外治疗

EXIT 用于颈部肿物较大的胎儿及喉 – 气管闭锁的胎儿，这些胎儿由于气道开放及有效通气时间延迟，死亡率高。EXIT 的目的是在保持子宫胎盘气体交换的情况下争取时间开放新生儿气道。EXIT 通过气管插管及气管切开实现，还包含支气管镜及颈部肿物切除。

羊水过多时，术前羊水减量可以防止子宫压力减低及子宫收缩。剖宫产术前一般采用药物进行全麻使子宫放松以维持胎盘功能。手术过程中应小心止血，使用子宫吻合器开放子宫以尽量减少出血。娩出时完整的子宫胎盘循环继续为胎儿提供气体交换，在钳夹脐带前开放气道。

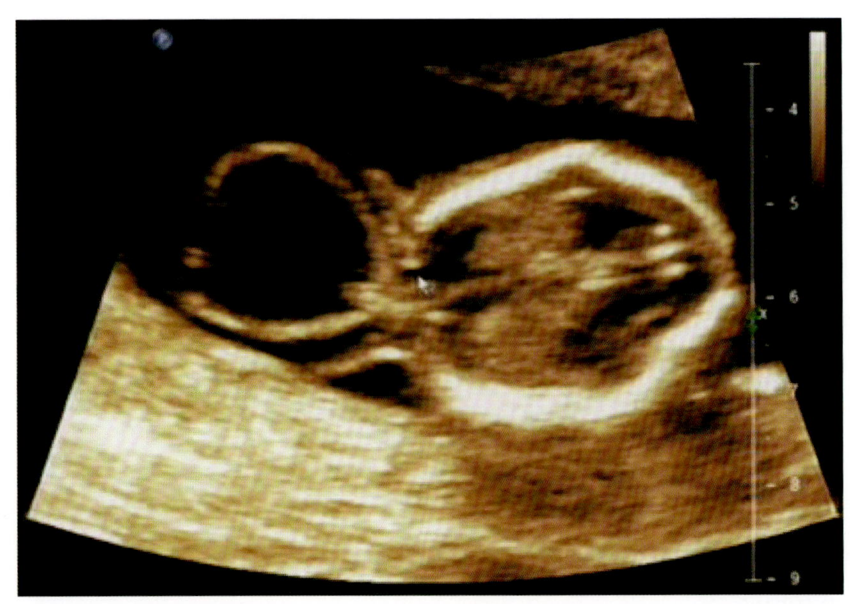

▲ 图 29–1　脑膨出

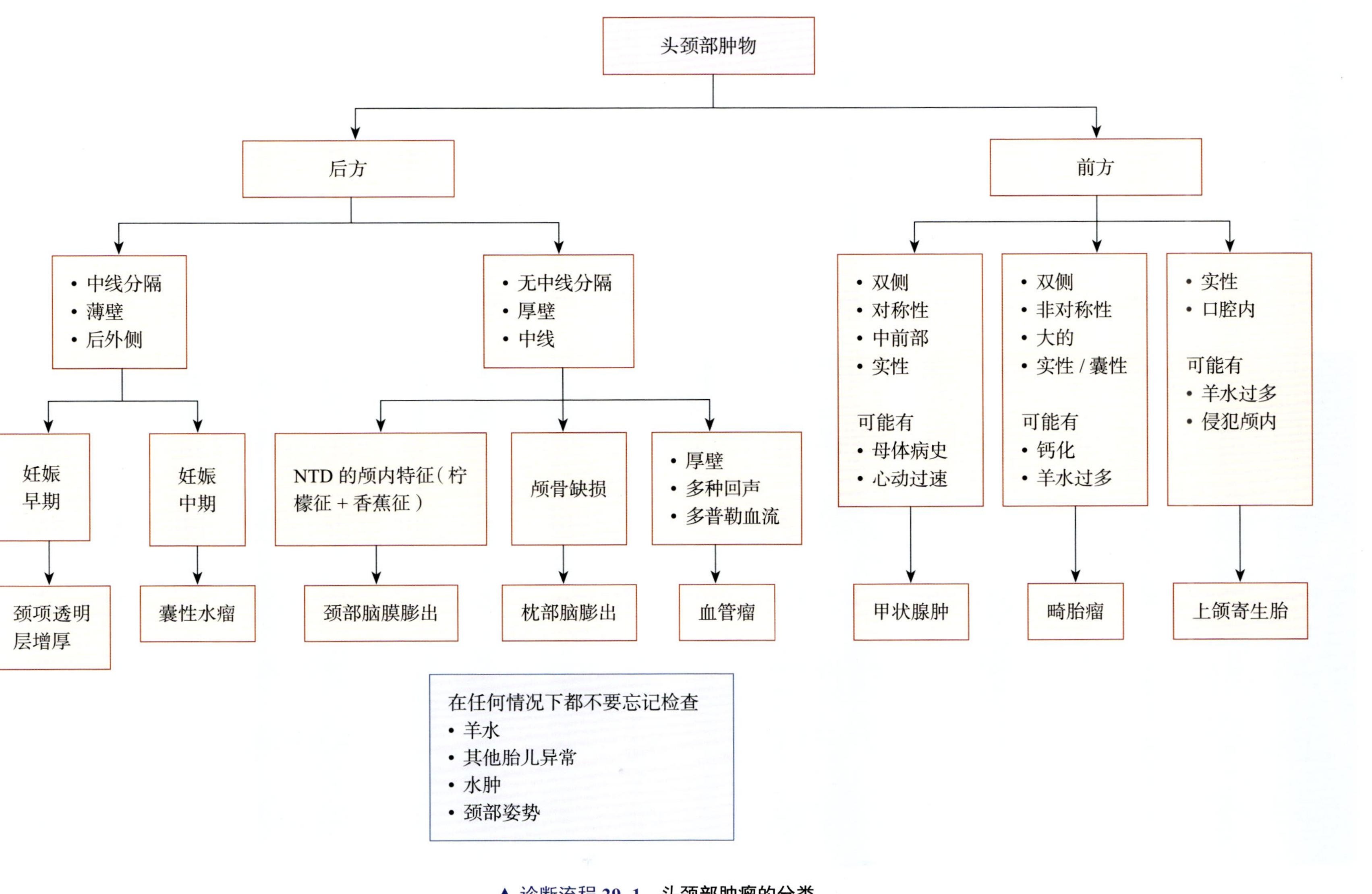

▲ 诊断流程 29-1　头颈部肿瘤的分类

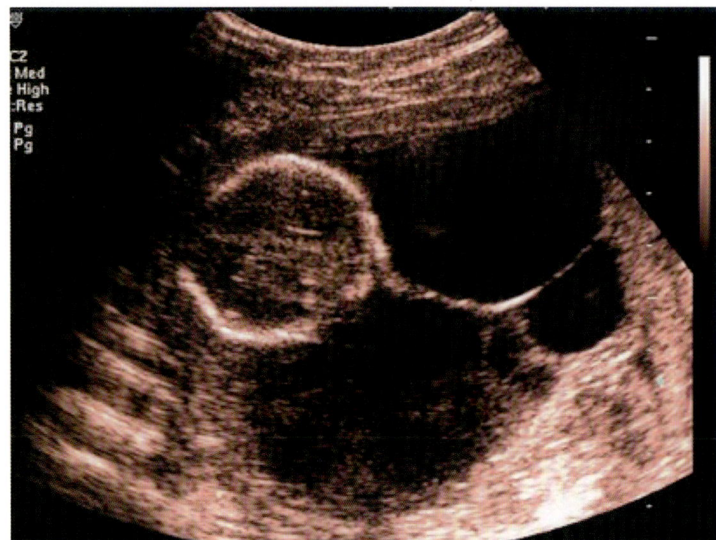

◀ 图 29-2　囊性水瘤

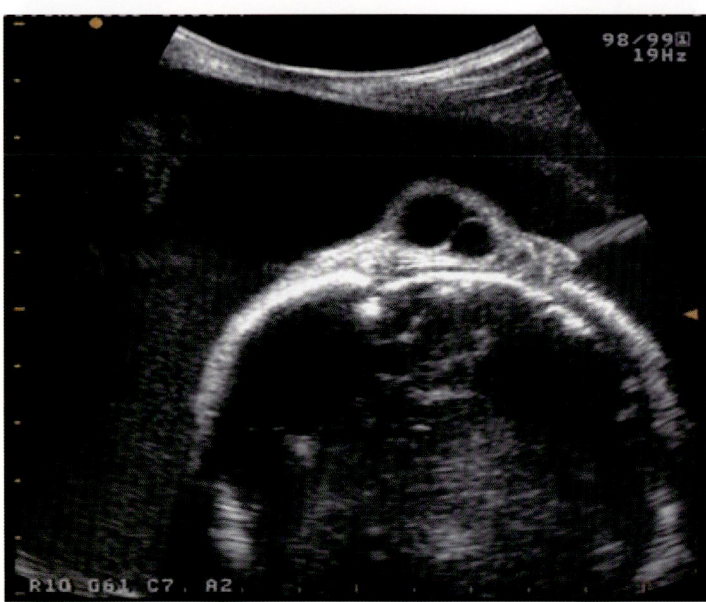

◀ 图 29-3　面部囊肿

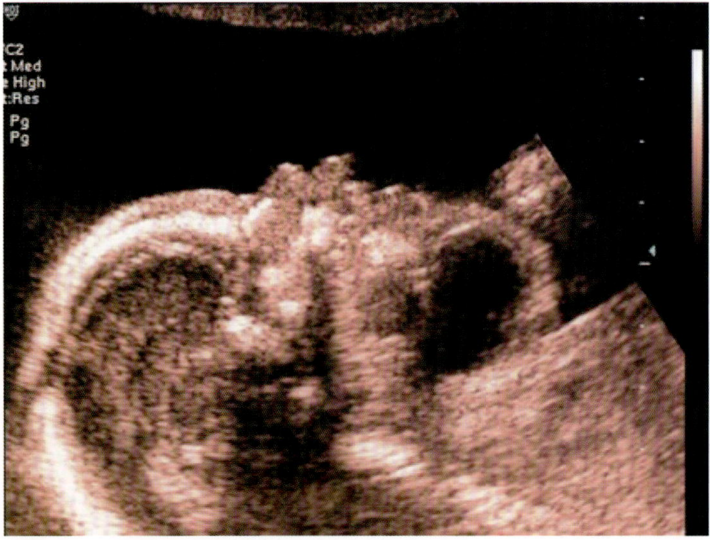

◀ 图 29-4　颈部肿瘤

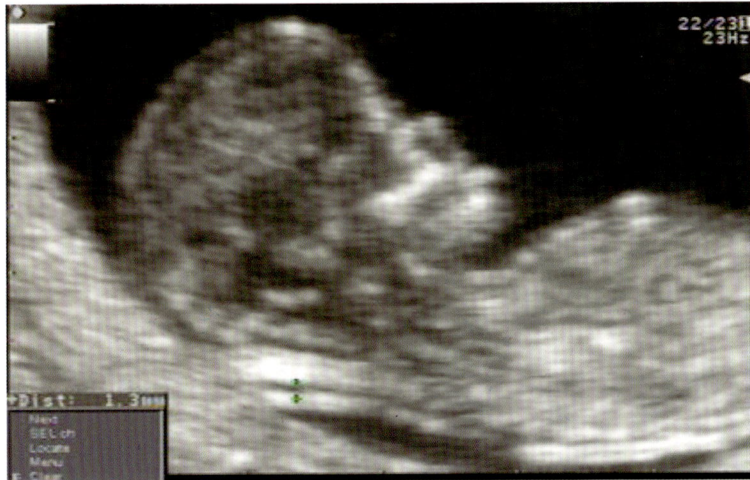

◀ 图 29-5 测值正常的颈项透明层

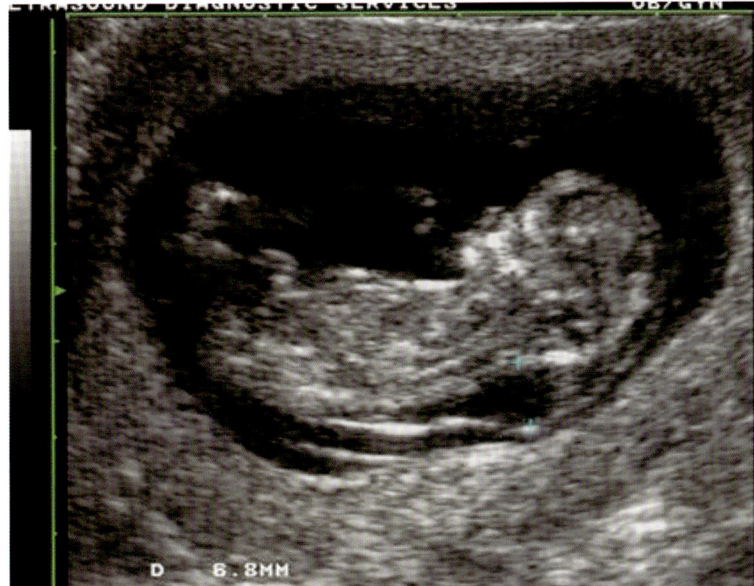

◀ 图 29-6 颈项透明层增厚

拓展阅读

[1] Gallagher PG, Mahoney MJ, Gosche JR. Cystic hygroma in the fetus and newborn. *Semin Perinatol*. 1999 Aug; 23(4): 341–56.

[2] Noah MM, Norton ME, Sandberg P, Esakoff T, Farrell J, Albanese CT: Short-term maternal outcomes that are associated with the EXIT procedure, as compared with cesarean delivery. *Am J Obstet Gynecol*. 2002; 186(4): 773–7.

第 30 章　颈项透明层增厚

Increased Nuchal Translucency

妊娠 11～13^{+6} 周，所有胎儿颈后皮下都有液体积聚。颈项透明层（nuchal translucency，NT）在超声上可见、可测量。NT 增厚的原因很多，并且导致其增厚的潜在机制不止一个。

一、染色体异常

颈项透明层（NT）是妊娠早期染色体异常最重要的单一标志物，也是迄今为止研究最广泛的标志物。结合 NT、母体年龄和母体血清生化指标筛查 21– 三体综合征的结果显示，侵入性检查率为 3% 时 21– 三体综合征的检出率约为 80%。其他染色体异常也存在 NT 增厚，筛查 21– 三体综合征时也能检出大多数其他三体综合征胎儿。

二、心脏畸形

在染色体正常胎儿中，心脏异常与 NT 增厚相关。当 NT 为 4.5～5.4mm 时心脏异常的患病率约为 7%，NT 为 5.5～6.4mm 时心脏异常的患病率约为 20%，NT≥6.5mm 时心脏异常的患病率约为 30%。将 NT 作为严重心脏畸形的筛检方法将显著提高心脏异常的检出率。妊娠合并 NT 增厚时，应考虑为 NT 高于第 95 百分位数的胎儿提供胎儿超声心动图专科检查。

三、胎儿异常和运动障碍

胎儿 NT 增厚与严重胎儿异常高患病率相关。与 NT 增厚相关的异常越来越多，常见的畸形包括水肿、先天性膈疝、脐膨出、体蒂异常、骨骼异常和胎儿运动障碍，如胎儿运动不能畸形序列征。因此，应对 NT 增厚而染色体正常的胎儿进行详细解剖检查。

四、遗传综合征

NT 增厚与大多数遗传综合征相关。但这些遗传综合征很罕见，因此很难确定 NT 增厚人群中观察到的患病率是否真的高于一般人群，但先天性肾上腺增生症、胎儿运动不能畸形序列征、Noonan 综合征、小头 – 小颌 – 并趾综合征和脊髓性肌萎缩症在 NT 增厚人群中的患病率比一般人群的预期患病率更高。

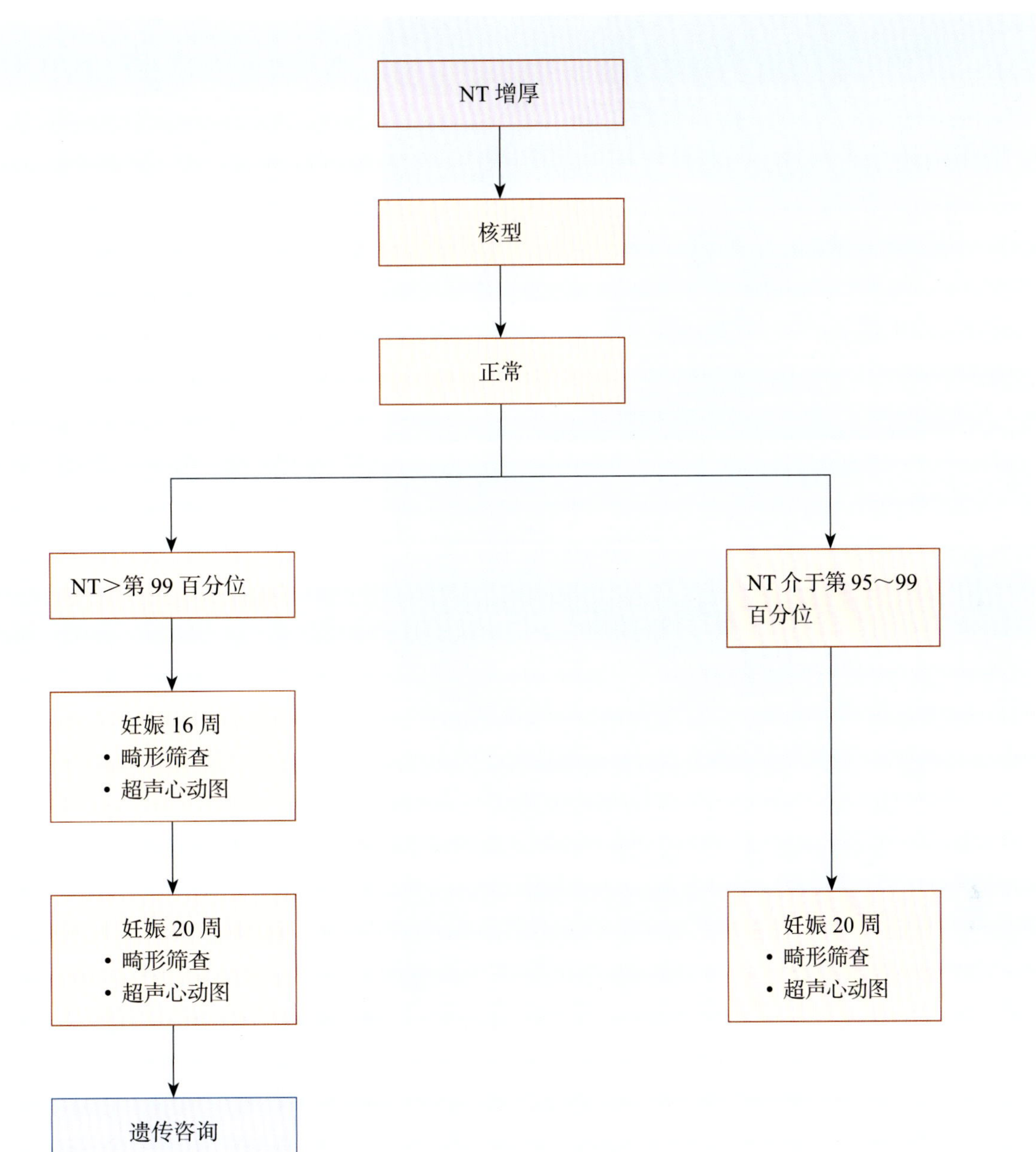

▲ 诊断流程 30–1　**NT 增厚的分类**

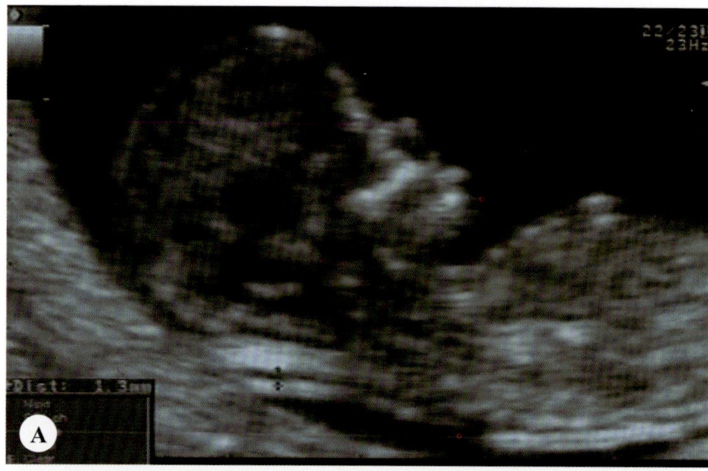

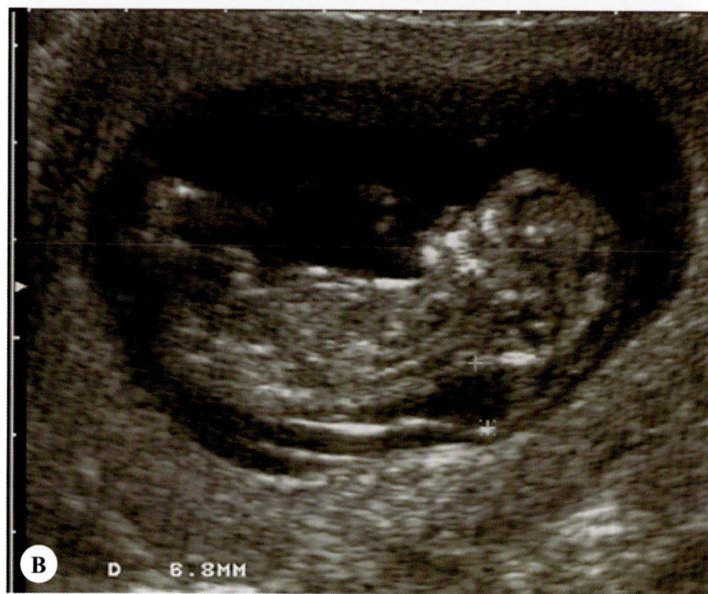

◀ 图 30-1 A. NT 正常；B. NT 增厚

拓展阅读

[1] Makrydimas G, Sotiriadis A, Huggon IC et al. Nuchal translucency and fetal cardiac defects: A pooled analysis of major fetal echocardiography centers. *Am J Obstet Gynecol*. 2005 Jan; 192(1): 89–95.

[2] Snijders RJ, Noble P, Sebire N et al. UK multicentre project on assessment of risk of trisomy 21 by maternal age and fetal nuchal-translucency thickness at 10–14 weeks of gestation. Fetal Medicine Foundation First Trimester Screening Group. *Lancet*. 1998 Aug 1; 352(9125): 343–6.

第31章 胎盘异常

Placental Abnormalities

一、葡萄胎妊娠

葡萄胎可分为完全性（胎儿结构缺失）和不完全性（存在胎儿结构）。大部分葡萄胎会在妊娠早期自然流产，极少数持续至妊娠中期。完全性葡萄胎为空卵单精子受精，再经自身染色体复制而成，一些病例则是由空卵和两个精子同时受精形成（双精受精）。在不完全性或部分性葡萄胎中，正常卵子受精时，父系染色体发生复制或双精受精，形成三倍体。超声可见子宫腔内胎盘呈增大的混合回声团块，内含许多葡萄状（水泡状）小囊肿。

二、胎盘血池

胎盘血池表现为胎盘实质内的无回声区。常与胎盘功能不全导致的胎儿生长受限相关。然而，胎盘血池在正常妊娠中也很常见，尤其是在妊娠晚期和胎盘增厚时更为常见。关于胎盘血池与妊娠结局关系的前瞻性研究未能表明子宫－胎盘并发症及不良妊娠结局与胎盘血池有持续相关性。

三、果冻样胎盘

罕见，表现为胎盘增厚且回声不均。“果冻样”是指骤然腹部加压时胎盘会像果冻一样颤动。据报道，该表现与不良妊娠结局具有很强的相关性。因此，对这类病例建议连续观察胎儿生长发育情况。

四、胎盘分级

Grannum 等在 1979 年提出了一种通过胎盘表现进行的胎盘分级方法。胎盘成熟度分级最初被认为与通过卵磷脂－鞘磷脂（L/S）比值评估的胎儿肺成熟度相关。随后的研究报道发现妊娠合并宫内生长受限时会有Ⅲ级胎盘提前出现，这种胎盘提前成熟的表现在吸烟者和年轻人中更为常见。虽然胎盘分级和胎肺成熟度之间存在一定的相关性，但胎盘成熟过程中胎盘分级受多种因素影响。多普勒技术广泛应用之前，胎盘分级被用于评估妊娠风险。随着多普勒技术的广泛使用，以及胎盘分级在观察者间存在较大差异，且胎盘分级与新生儿出生结局的相关性较差，Grannum 分级在临床实践中的应用价值是有限的，这种方法已经过时。

五、绒毛膜血管瘤

即便绒毛膜血管瘤是胎盘最常见的肿瘤，仍极少发生，妊娠发生率约 1 :（5000～10 000）。它是一种血管畸形，通常表现为突出于胎盘表面的局限性实性肿物。瘤体在胎盘实质内更难分辨。对高度怀疑存在绒毛膜血管瘤的病例，如不明原因的羊水过多及伴有高血流动力学状态的胎儿水肿，使用彩色多普勒超声有目的的扫查有助于肿瘤的识别。羊水过多和相关的早产风险增加是胎盘绒毛膜血管瘤的妊娠合并症。严重的病例会发生胎儿水肿，多普勒超声检查胎儿大脑中动脉峰值血流速度（PSV）增高，与胎儿贫血无法鉴别，这种妊娠状况胎死宫内风险高，可以通过羊水引流的方法预防早产或通过介入激光消融术来成功改善围生期结局。除了循环高血流动力学影响，与绒毛膜血管瘤相关的并发症还包括胎儿生长受限、胎盘早剥和脐动脉血栓形成。

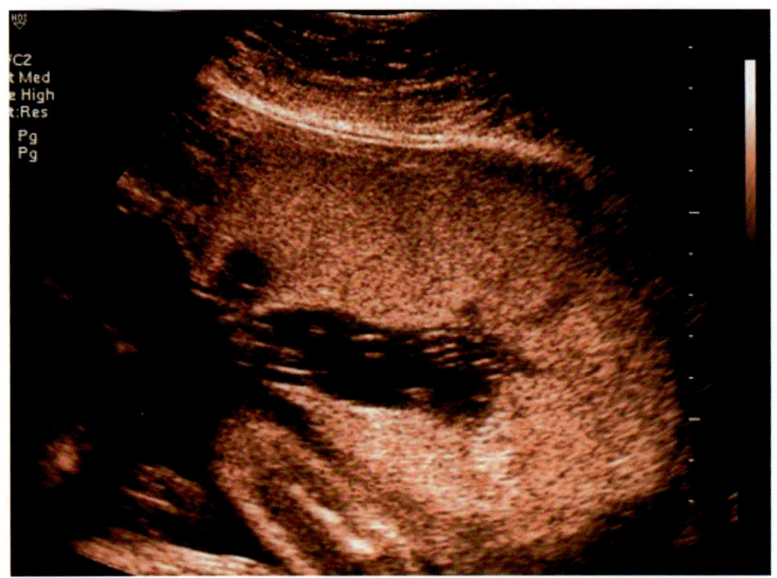

◀ 图 31-1　胎盘血池

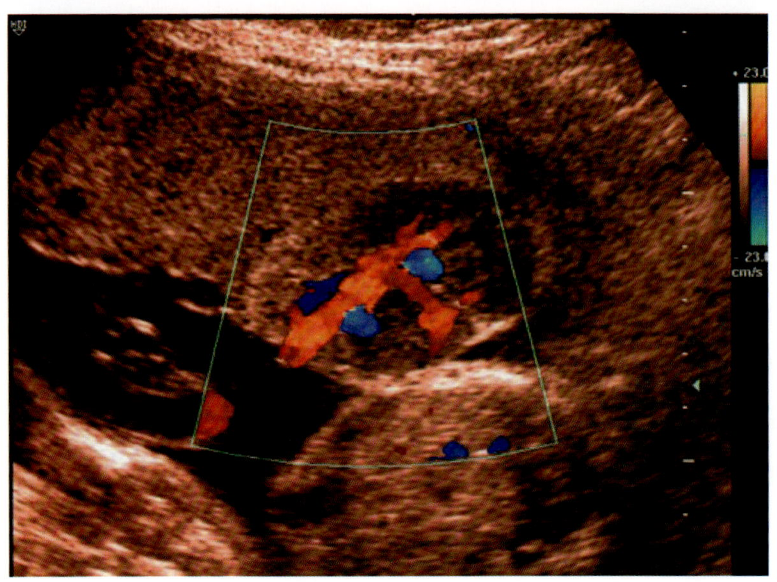

◀ 图 31-2　胎盘绒毛膜血管瘤

拓展阅读

[1] Reis NS, Brizot ML, Schultz R et al. Placental lakes on sonographic examination: Correlation with obstetric outcome and pathologic findings. *J Clin Ultrasound*. 2005 Feb; 33(2): 67–71.

[2] Sau A, Seed P, Langford K. Intraobserver and interobserver variation in the sonographic grading of placental maturity. *Ultrasound in Obstetrics and Gynecology*. 2004; 23(4): 374–7.

[3] Sepulveda W, Alcalde JL, Schnapp C et al. Perinatal outcome after prenatal diagnosis of placental chorioangioma. *Obstet Gynecol*. 2003 Nov; 102(5 Pt 1): 1028–33.

第32章　单脐动脉

Single Umbilical Artery

正常脐带内有 2 条脐动脉和 1 条脐静脉。单胎妊娠中单脐动脉（SUA）的发生率约为 1%。产前可以通过二维超声扫查显示脐带横切面，或者通过彩色多普勒血流成像观察膀胱上动脉（脐动脉腹内起源）进行诊断，正常情况下，胎儿膀胱两侧均显示一条脐动脉。

一、结局

20%～30% 的单脐动脉胎儿合并其他异常。常见畸形为心血管异常（尤其是室间隔缺损和圆锥干畸形）、腹壁缺损和泌尿系统异常。此外，球拍状胎盘和帆状胎盘的发生率增高。胎儿宫内死亡或新生儿死亡的风险也会增加，但这种情况通常发生在伴有其他先天异常的病例中。多数研究发现单脐动脉不良妊娠结局风险更高——但在孤立性单脐动脉中这种风险较低。不良妊娠结局通常与胎儿宫内生长受限（IUGR）及早产相关，导致围生期死亡率高出正常妊娠 5～10 倍。脐动脉多普勒参数的参考值范围不适用于阻力较低的单脐动脉病例。单脐动脉胎儿的脐动脉搏动指数（PI）增高显然是不正常的，但即便 PI 正常也并不一定安全。

二、染色体异常

单脐动脉多见于 18- 三体综合征、13- 三体综合征和三倍体。这些病例通常合并多种异常。在低风险人群中，即使发现孤立性单脐动脉也不会明显增加染色体异常的风险。

三、管理

产前发现单脐动脉时应进一步仔细扫查有无合并其他异常，因单脐动脉常合并心脏畸形，所以应行胎儿超声心动图检查。是否进行胎儿核型分析取决于合并的异常及背景风险。继续妊娠的胎儿应定期超声监测，观察其生长发育。在进行常规生后检查之前，儿科医生应注意，无症状的孤立性单脐动脉新生儿发生隐匿性肾脏畸形的比例明显增加，且大部分伴有膀胱输尿管反流。

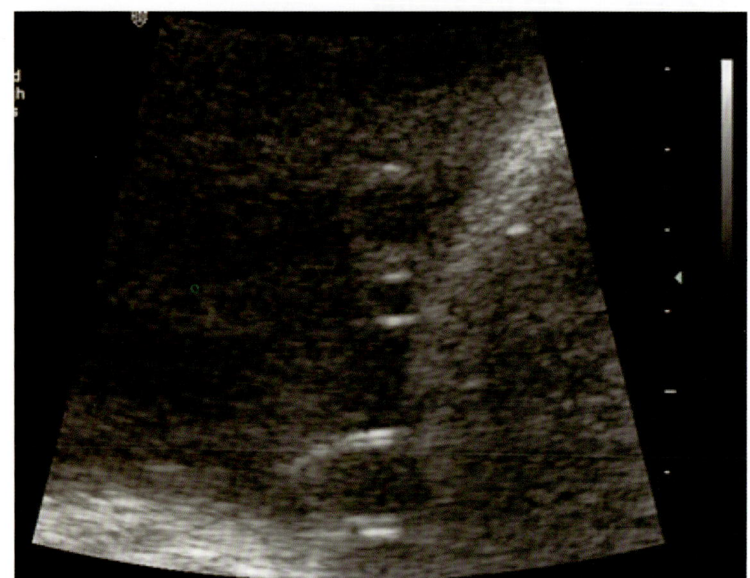

◀ 图 32-1　单脐动脉

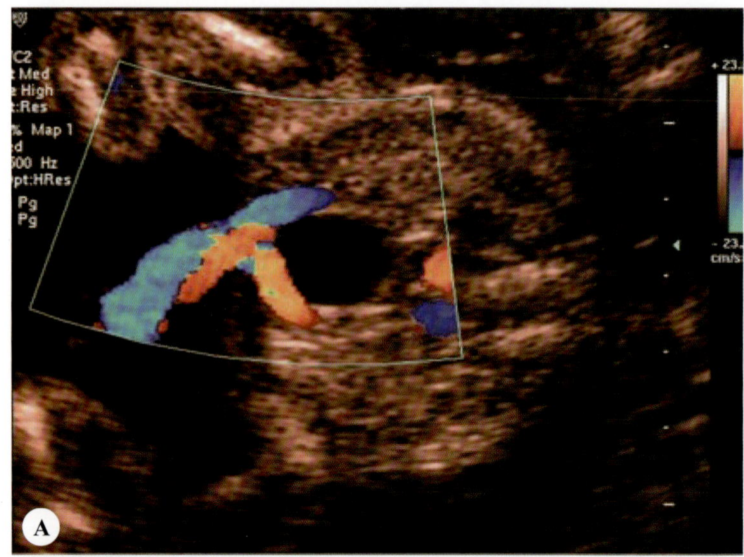

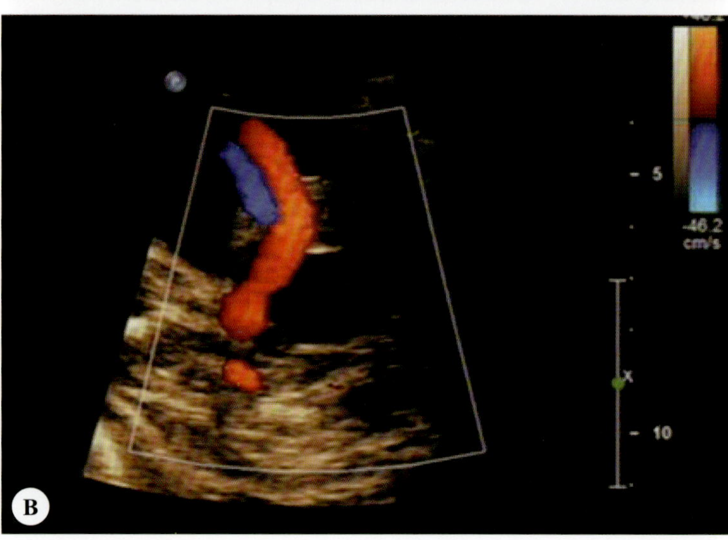

◀ 图 32-2　**A.** 彩色多普勒可见 **2** 条脐动脉；**B.** 彩色多普勒可见单脐动脉

拓展阅读

[1] Predanic M, Perni SC, Friedman A et al. Fetal growth assessment and neonatal birth weight in fetuses with an isolated single umbilical artery. *Obstet Gynecol*. 2005 May; 105(5 Pt 1): 1093–7.

[2] Srinivasan R, Arora RS. Do well infants born with an isolated single umbilical artery need investigation? *Arch Dis Child*. 2005 Jan; 90(1): 100–1.

[3] Thummala MR, Raju TN, Langenberg P. Isolated single umbilical artery anomaly and the risk for congenital malformations: A meta analysis. *J Pediatr Surg*. 1998; 33(4): 580–585.

第 33 章　羊水过少和无羊水

Oligohydramnios And Anhydramnios

羊水过少的发生率为 0.5%～1%，通常为主观诊断，它的定义为羊水指数（AFI）<5cm，或者羊水最深径<1cm。羊水缺乏是指羊膜囊内没有看到羊水。

羊水主要由胎儿尿液产生。在妊娠 16 周之前，胎盘对羊水量起到重要作用，因此，妊娠中期之前如未发生胎膜早破（rupture of membranes，ROM），则羊水过少较少见。羊水过少通常源于胎儿尿量减少（如胎盘功能不全、肾发育不全）、胎儿尿路梗阻不能排尿（如后尿道瓣膜）、胎膜早破所导致的羊水流失。对于所有可能导致羊水过少的胎儿异常，都应进行详细的有针对性的超声检查。羊水过少的预后取决于病因，而羊水不足及胎儿体位异常都会影响胎儿畸形的检出。

无羊水可导致胎儿肺部发育不良，胸腹部受到压迫，膈肌运动受到限制，出生后因严重的呼吸功能不全而死亡。由肾发育不良、多囊肾及一些梗阻性泌尿系统疾病引起的羊水缺乏，继而导致胎儿受压，可出现扁平脸、肢体发育不良、低位耳和小颌畸形（波特综合征）等显著的胎儿畸形。妊娠 20 周之前发生胎膜早破合并胎儿肺发育不良的风险较高，因此预后极差。同时合并流产 / 早产和感染的风险亦增高，胎儿总的生存率不到 10%。妊娠 20～24 周发生胎盘功能不全导致的胎儿生长受限预后差，围产期死亡风险高。

据报道，连续性羊膜腔输液治疗有助于改善妊娠 26 周之前发生胎膜早破病例的预后，但疗效需要进一步评估。另有通过膀胱输尿管分流术在产前治疗尿路梗阻的报道，结果显示有助于提高胎儿生存率，但在新生儿期和幼儿期，其终末期肾病的发病率亦较高。基于一项随机对照试验报道的研究结果，无论是否进行膀胱 – 羊膜分流术，新生儿存活并且肾功能正常的机会都非常低，因此，应谨慎进行产前干预。

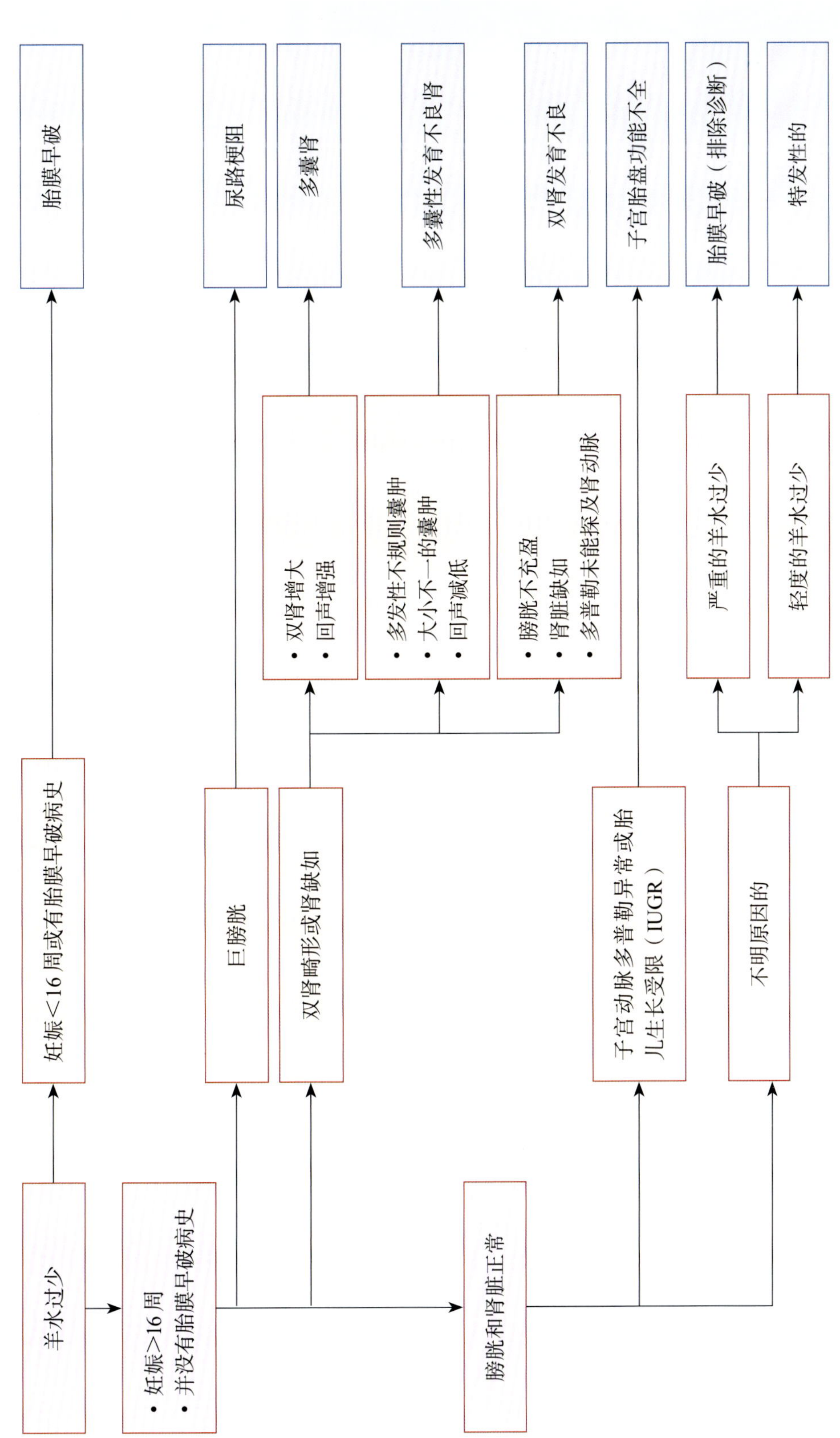

▲ 诊断流程 33-1　羊水过少的分类

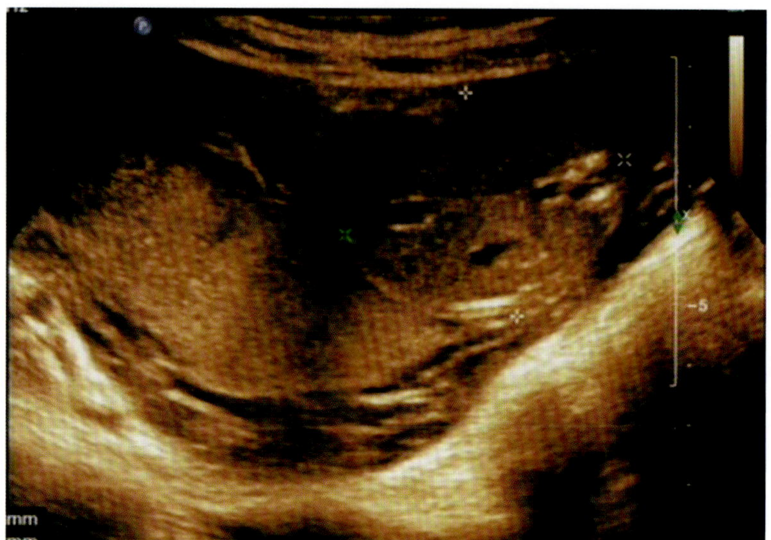

◀ 图 33-1　无羊水

拓展阅读

[1] Biggio JR Jr, Wenstrom KD, Dubard MB, Cliver SP. Hydramnios prediction of adverse perinatal outcome. *Obstet Gynecol*. 1999; 94: 773–7.

[2] Locatelli A, Vergani P, Di Pirro G, Doria V, Biffi A, Ghidini A. Role of amnioinfusion in the management of premature rupture of the membranes at <26 weeks' gestation. *Am J Obstet Gynecol*. 2000; 183: 878–82.

[3] Morris RK, Malin GL, Quinlan-Jones E et al. Percutaneous vesicoamniotic shunting in Lower Urinary Tract Obstruction (PLUTO) Collaborative Group. Percutaneous vesicoamniotic shunting versus conservative management for fetal lower urinary tract obstruction (PLUTO): A randomised trial. *Lancet*. 2013; 382(9903): 1496–506.

第 34 章 羊水过多

Polyhydramnios

胎儿吞咽过少或排尿过多可导致羊水过多，发生率为 0.5%～1%。羊水过多是指羊水指数（AFI）>24cm 或最大羊水深度>8cm，诊断通常带有主观性，预后取决于病因，即使不存在胎儿结构异常，其围产期死亡率也较羊水量正常者高 2～3 倍，若合并胎儿或胎盘结构异常，围产儿死亡率高达 60%。

羊水过多的并发症包括早产（近 1/4 的病例）、胎儿结构异常、行剖宫产、胎盘早剥和产后出血。羊水引流术可以降低早产风险，改善孕妇的不适状况。约 20% 的羊水过多病例存在相关胎儿结构异常。因此，应对其进行有针对性的详细超声检查。

一、胎儿结构异常

消化系统及中枢神经系统的异常最为常见，若出现多发畸形或不能解释羊水过多的胎儿畸形时，应考虑胎儿染色体或遗传综合征的可能。当胎儿存在胃肠道或肺部异常引起的梗阻时，可能会造成严重羊水过多，此时羊水引流后易复发，通常需要连续引流。

二、胎儿运动障碍

胎动减少或无胎动提示进行性神经肌肉疾病可能。

三、胎盘肿瘤

胎盘肿瘤（如绒毛膜血管瘤）可引起高动力循环，从而引起胎儿大脑中动脉（MCA）收缩期峰值血流速度（PSV）增快。

四、胎儿贫血

胎儿贫血通常会出现大脑中动脉收缩期峰值流速增高，若贫血严重会出现皮肤水肿、腹水或全身水肿。贫血可能是由于母体存在同种免疫抗体或感染细小病毒引起，可以通过胎儿输血来治疗，免疫介导的贫血通常需要多次输血治疗，细小病毒感染引起的贫血通常输一次血即可。

五、心律失常

为了排除胎儿室上性心动过速或心脏传导阻滞等情况，应仔细检查胎儿心脏，包括心律。若出现胎儿危象，如胎儿水肿，则需要治疗。大多数胎儿心律失常可以通过母亲服用抗心律失常药物（经胎盘吸收）来治疗。

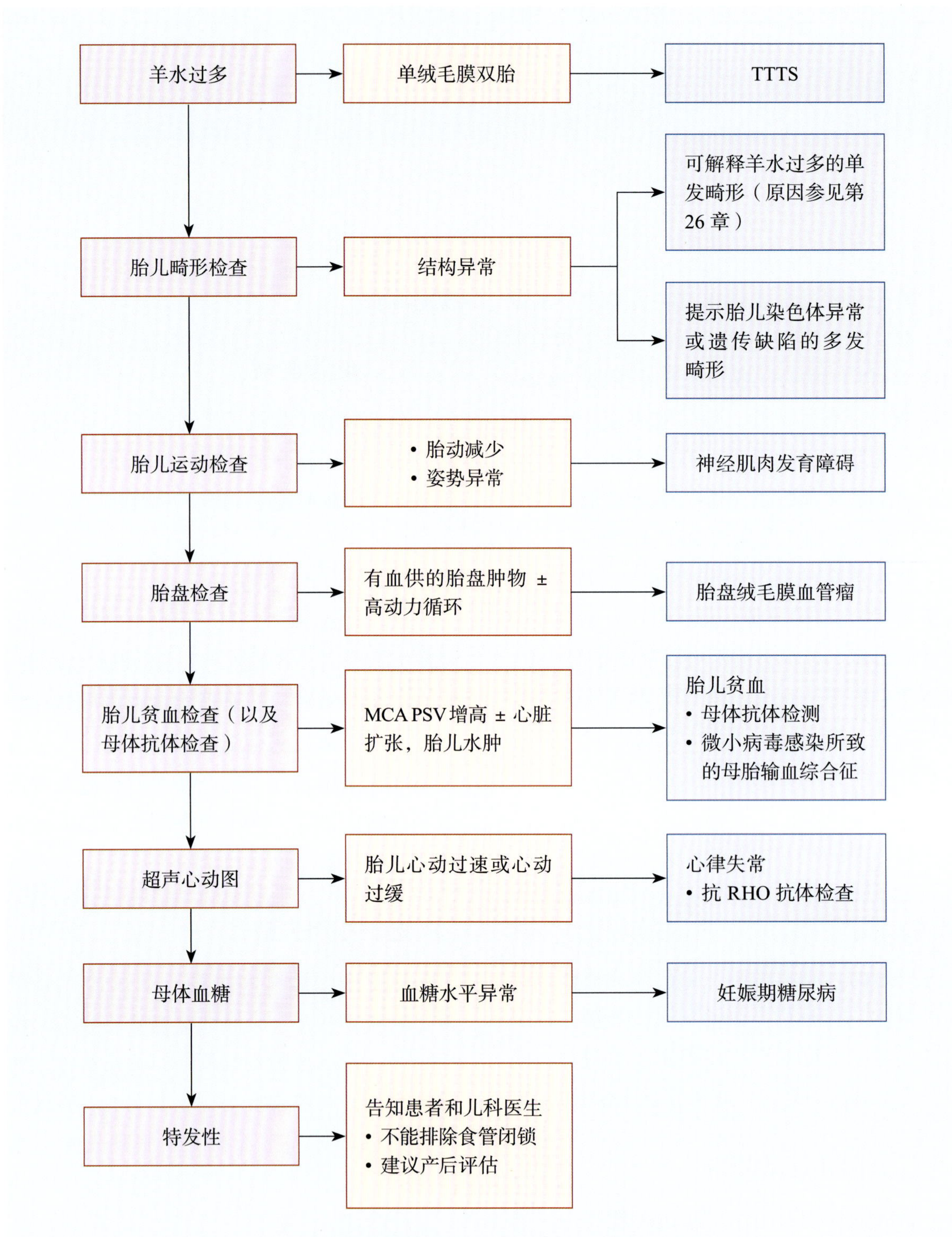

▲ 诊断流程 34–1　羊水过多的分类

注：MCA PSV（middle cerebral artery peak systolic velocity）. 大脑中动脉收缩期峰值速度；TTTS（twin-twin transfusion syndrome）. 双胎输血综合征

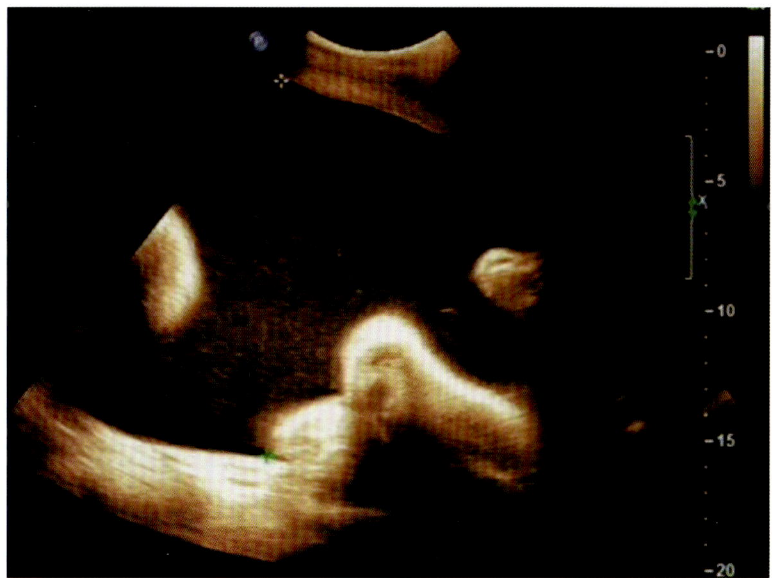

◀ 图 34-1 羊水过多

拓展阅读

[1] Biggio JR Jr, Wenstrom KD, Dubard MB et al. Hydramnios prediction of adverse perinatal outcome. *Obstet Gynecol*. 1999 Nov; 94(5 Pt 1): 773–7.

[2] Locatelli A, Vergani P, Di Pirro G et al. Role of amnioinfusion in the management of premature rupture of the membranes at <26 weeks' gestation. *Am J Obstet Gynecol*. 2000 Oct; 183(4): 878–82.

[3] Newbould MJ, Lendon M, Barson AJ. Oligohydramnios sequence: The spectrum of renal malformations. *Br J Obstet Gynaecol*. 1994 Jul; 101(7): 598–604.

第35章 羊膜带
Amniotic Bands

羊膜带是由于羊膜破裂而绒毛膜完整导致的结果。在大多数情况下，羊膜带不会对胎儿产生任何相关的影响，除了引起偶发的胎儿畸形而被诊断为羊膜带综合征。羊膜带综合征被认为是由于胎儿的部分结构（通常是肢体或指趾）被宫腔纤维状羊膜带缠住所致。当羊膜破裂时，胎儿的部分结构可能会突出到胚外体腔，被羊膜带缠住，从而血供减少，导致先天性畸形（通常导致截肢）。虽然没有两个病例是完全相同的，但有几个相对常见的特征：并指、远端收缩环、骨生长滞后、肢体长度不对等、远端淋巴结水肿和先天性带状压痕。令人费解的是，当怀疑有羊膜带综合征时，羊膜带已经看不见了，这可能是因为胎儿的损伤发生在妊娠前3个月。

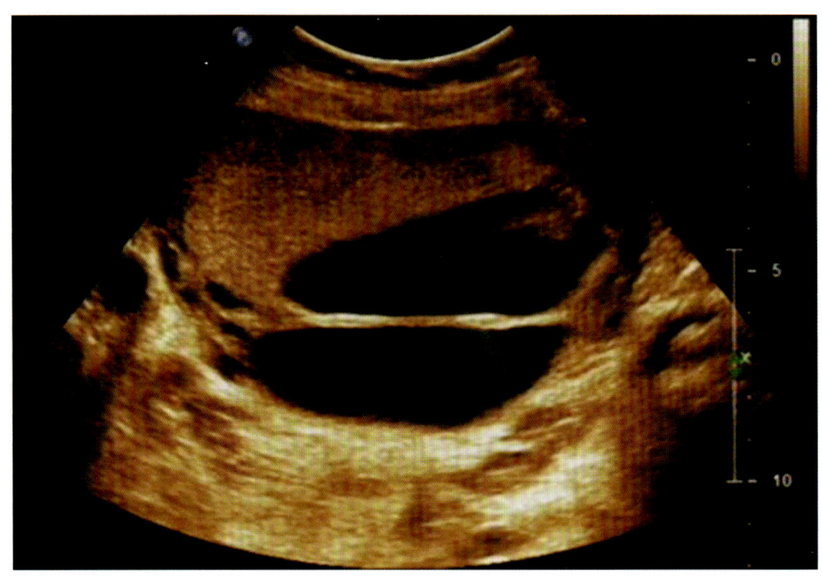

▲ 图 35-1 羊膜带

拓展阅读

[1] Lockwood C, Ghidini A, Romero R et al. Amniotic band syndrome: Re-evaluation of its pathogenesis. *Am J Obstet Gynecol* 1989; 160: 1030–3.

第 36 章　异常侵入性胎盘

Abnormally Invasive Placenta

异常侵入性胎盘（abnormally invasive placenta，AIP）是最严重的妊娠并发症之一，与分娩后大出血、孕产妇高发病率和死亡率以及产后子宫切除术的高发生率有关。这种情况也称为病理性胎盘粘连。只有在产前诊断了 AIP，才能由专业的多学科团队在恰当的时间、恰当的位置计划分娩，才有可能改善母婴结局。

一、危险因素

危险因素可增加 AIP 发生的可能性，但诊断不需要这些因素。危险因素包括高龄产妇、辅助受孕和吸烟。这些危险因素的关联性很弱，不能为筛查提供良好的基础。

二、诊断条件

AIP 与既往剖宫产直接相关，尤其是选择性剖宫产手术，瘢痕可能位于子宫下段，而不是像大多数紧急剖宫产一样位于宫颈管。第二个条件是妊娠早期瘢痕妊娠或瘢痕愈合不良部位的妊娠，在妊娠晚期进展为前置胎盘。

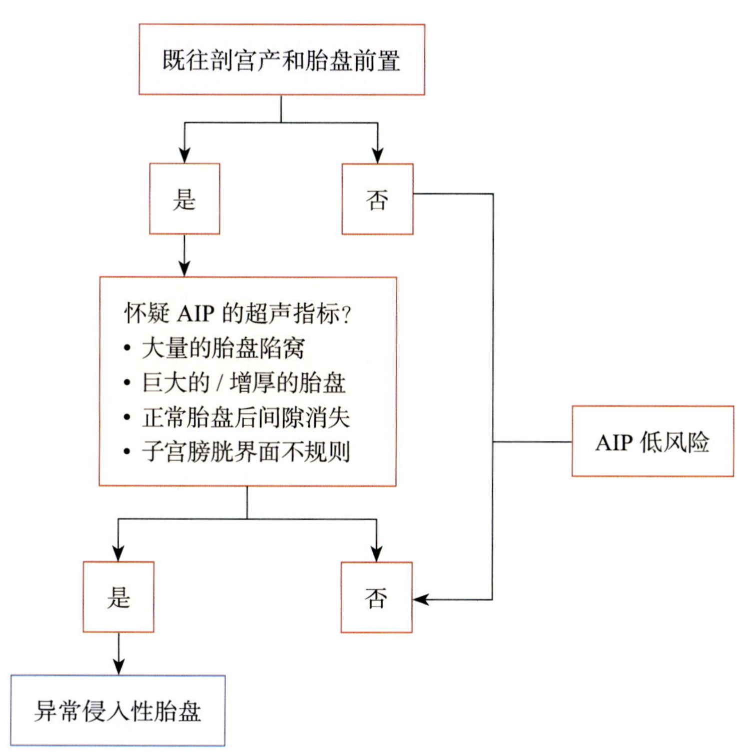

◀ 诊断流程 36-1　异常侵入性胎盘的筛查和诊断

三、超声指标

任何有既往剖宫产（或子宫手术）并此次有前置胎盘的孕妇都应在妊娠晚期尽早评估 AIP。AIP 最可靠的超声指标是胎盘厚度增加和胎盘陷窝。胎盘与子宫肌层之间胎盘后间隙消失、胎盘向膀胱后壁膨出、彩色多普勒信号增加等特征可重复性 / 可靠性较差。

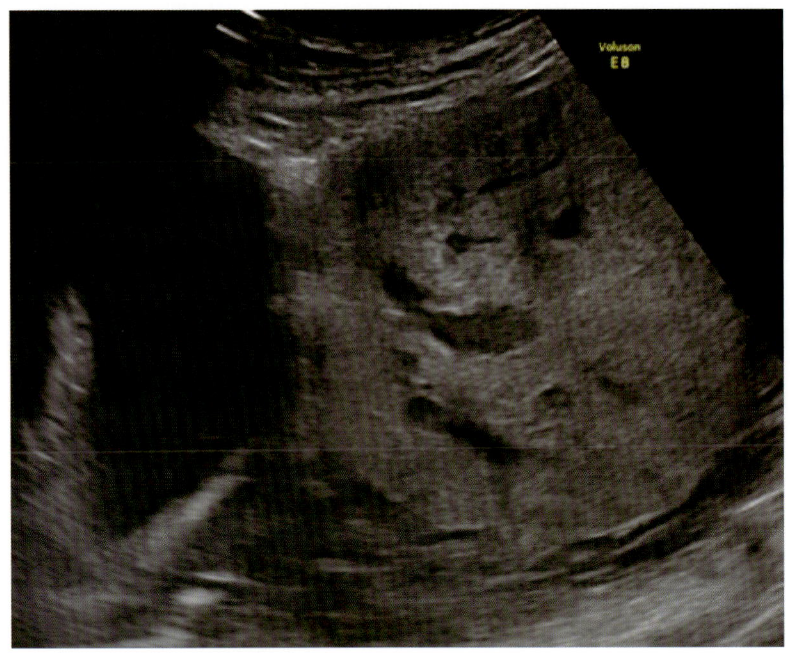

◀ 图 36–1 异常侵入性胎盘

拓展阅读

[1] D'Antonio F, Iacovella C, Bhide A. Prenatal identification of invasive placentation using ultrasound: Systematic review and meta-analysis. *Ultrasound Obstet Gynecol* 2013; 42: 509–17.

[2] Jauniaux E, Bhide A. Prenatal ultrasound diagnosis and outcome of placenta previa accreta after cesarean delivery: A systematic review and meta-analysis. *Am J Obstet Gynecol* 2017; 217: 27–36.

[3] Jauniaux E, Bhide A, Kennedy A, Woodward P, Hubinont C, Collins S, for the FIGO Placenta Accreta Diagnosis and Management Expert Consensus Panel. FIGO consensus guidelines on placenta accreta spectrum disorders: Prenatal diagnosis and screening. *Int J Gynecol Obstet* 2018; 140:274–80.

第 37 章 胎儿水肿

Hydrops

胎儿水肿是指胎儿至少两个体腔内出现液体异常积聚，如腹水、胸腔或心包积液、皮肤水肿。水肿是一种非特异性表现，是由于各种原因，如心力衰竭、淋巴回流受阻或血浆渗透压降低，导致胎儿体内液体产生过多。胎儿水肿较为少见，新生儿发病率约为 1/2000。

胎儿水肿可分为免疫性水肿和非免疫性水肿。免疫性水肿是指由于胎儿体内存在母体的抗红细胞抗体，胎儿发生溶血导致水肿。排除免疫性水肿，其他原因引起的水肿称为非免疫性水肿。Rh 血型不合是胎儿免疫性水肿最常见的原因。由于对高危孕妇进行免疫球蛋白预防治疗，非免疫性水肿更为常见。

非免疫性胎儿水肿病因很多，如下所述。

- 胎儿贫血：同种免疫性疾病、细小病毒感染、出血、遗传性贫血。
- 胎儿结构畸形：心血管畸形、心律失常、动静脉畸形。
- 胸腔受压：先天性囊性腺瘤样畸形（CCAM）、隔离肺、上呼吸道梗阻。
- 胎儿染色体异常或遗传综合征。
- 胎儿代谢紊乱：糖原和溶酶体贮积症。
- 胎儿先天性感染：巨细胞病毒、弓形体、柯萨奇病毒。

处理

处理的策略取决于水肿的原因。由免疫因素引起的胎儿贫血对胎儿行输血治疗，可获得长期的生存率和良好结局。由细小病毒感染或母胎输血综合征引起的胎儿贫血，通常也可进行胎儿输血治疗。胎儿心律失常可给予抗心律失常药物治疗，多数情况下，胎儿心率正常后，水肿也随之消失。据报道，胸腔 – 羊膜腔分流术能够有效改善胸腔积液压迫引起的水肿。

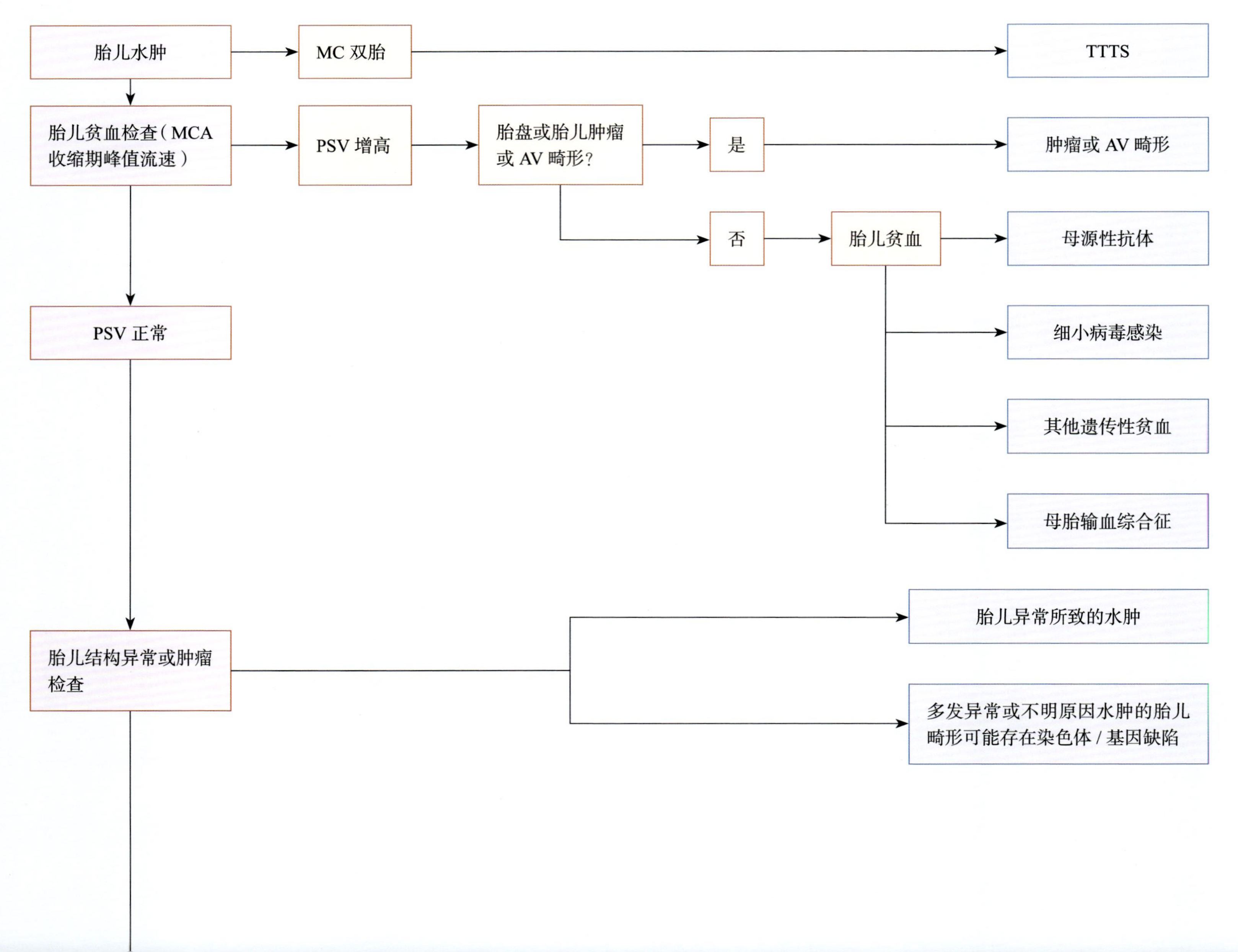

胎儿水肿
MC 双胎
TTTS
胎儿贫血检查（MCA 收缩期峰值流速）
PSV 增高
胎盘或胎儿肿瘤或 AV 畸形？
是
肿瘤或 AV 畸形
否
胎儿贫血
母源性抗体
细小病毒感染
其他遗传性贫血
母胎输血综合征
PSV 正常
胎儿结构异常或肿瘤检查
胎儿异常所致的水肿
多发异常或不明原因水肿的胎儿畸形可能存在染色体 / 基因缺陷

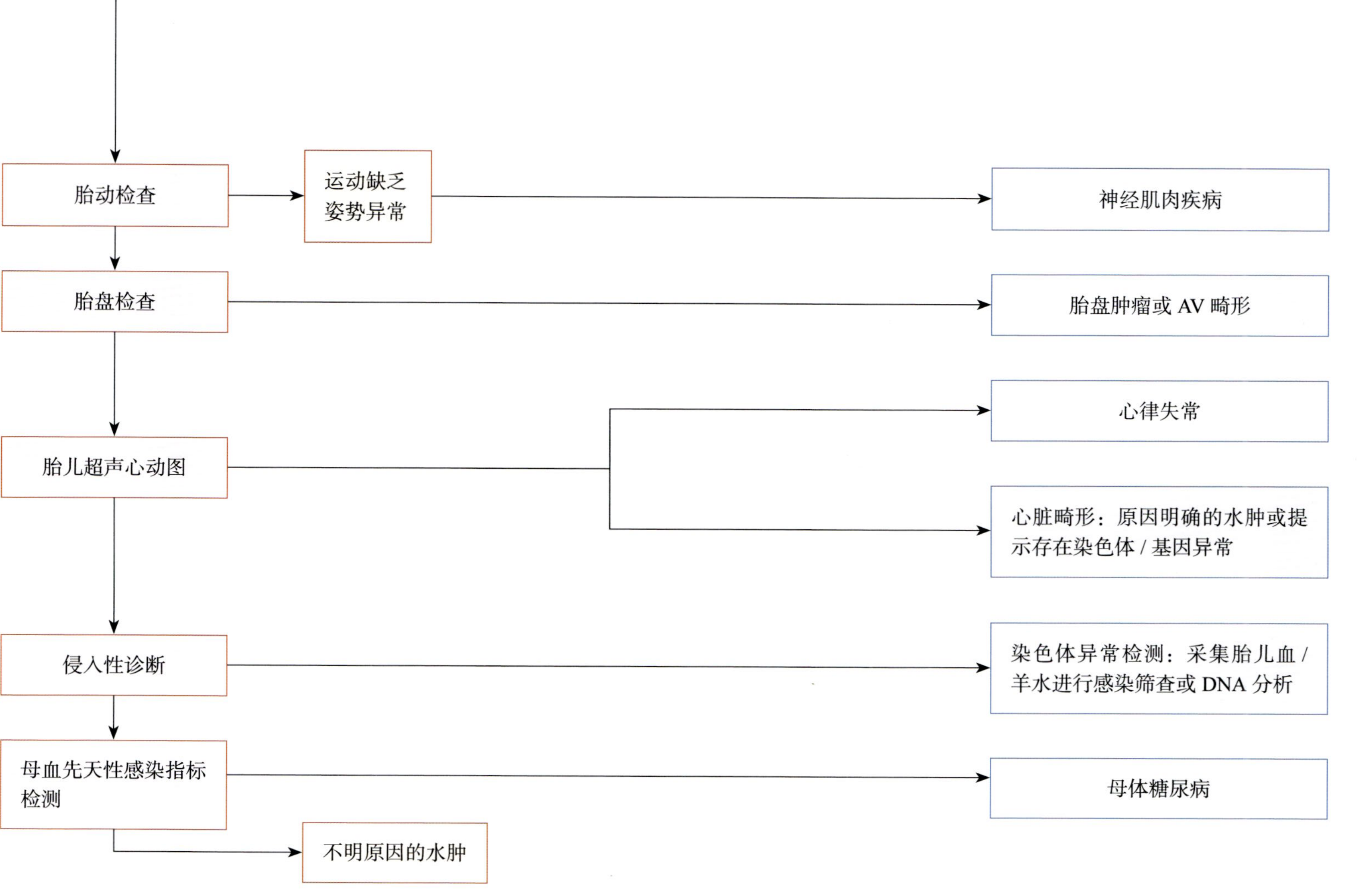

▲ 诊断流程 37–1　水肿的分类

AV. 动静脉；MC. 单绒毛膜性；MCA. 大脑中动脉；PSV. 收缩期峰值流速；TTTS. 双胎输血综合征

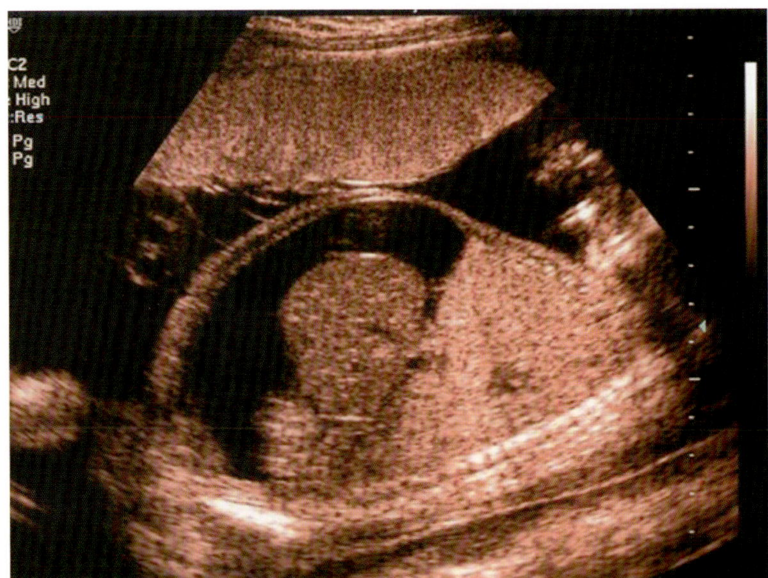

◀ 图 37-1　严重胎儿积水

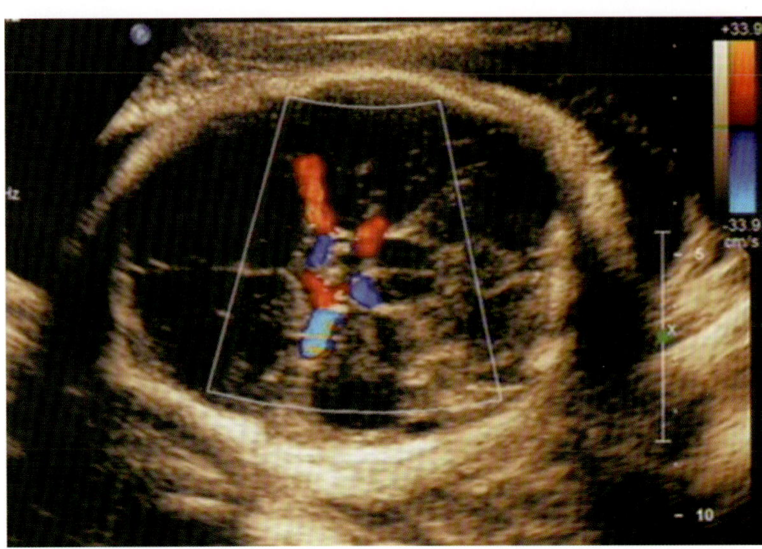

◀ 图 37-2　大脑中动脉彩色多普勒

拓展阅读

[1] Gajjar K, Spencer C. Diagnosis and management of non-anti-D red cell antibodies in pregnancy. *Obstet Gynaecol*. 2009; 11: 89–95.

[2] Santo S, Mansour S, Thilaganathan B et al. Prenatal diagnosis of non-immune hydrops fetalis: What do we tell the parents? *Prenat Diagn*. 2011 Feb; 31(2): 186–95.

第 38 章　小胎儿

Small Fetus

小于胎龄儿（small-for-gestational age，SGA）通常是指胎儿体重低于相应妊娠周体重的第 10 百分位数。此类胎儿通常由健康小样儿（体格小）或未达到预期的宫内生长潜能，即存在胎儿生长受限（fetal growth restriction，FGR）的胎儿组成。

一、诊断

1. SGA

通常指胎儿腹围（abdominal circumference，AC）低于相应妊娠周的第 10 百分位数。

2. FGR

FGR 采用了国际共识进行定义，包括胎儿大小和血流参数的评估。

(1) FGR（早发型）。早发型 FGR 的诊断需满足以下三种情况之一：① AC＜第 3 百分位数；②估测胎儿体重（estimated fetal weight，EFW）＜第 3 百分位数；③脐动脉舒张末期血流缺失。又或者 AC 或 EFW＜第 10 百分位数，且脐动脉或子宫动脉搏动指数（pulsatility index，PI）＞第 95 百分位数。

(2) FGR（迟发型）。AC 或 EFW＜第 3 百分位数，或者至少满足以下三种情况中的两项。① AC 或 EFW＜第 10 百分位数；② AC 或 EFW 跨度＞2 个四分位数；③脑－胎盘比＜第 5 百分位数，或者脐动脉 PI＞第 95 百分位数。

二、病因

一般有以下四种原因可导致胎儿小：妊娠周估算错误、胎儿体格小或健康小样儿、胎盘功能不全、胎儿畸形。

1. 妊娠周估算错误

(1) 依据早期准确的超声检查来核对妊娠周。妊娠早期检查结果更为可靠，尤其是妊娠 9～14 周的头臀长。妊娠周一经确定不要随意改变，这可能会导致胎儿生长异常重要信息的丢失。

(2) 如果确定妊娠较晚或其他原因无法准确估算妊娠周，应在妊娠 3～4 周后再次行超声检查，确定胎儿生长曲线是否保持在正常范围。若胎儿生长速度继续下降，应考虑存在其他异常。

2. 胎儿体格小

子宫动脉血流频谱、羊水量和多普勒参数均正常。

3. 胎盘功能不全

(1) FGR 是不匀称的。①通常，腹围受影响较股骨长更为明显，其次是头围。②一些严重早发型 FGR 胎儿，股骨长可能最先受到影响。

(2) 多普勒频谱异常，通常子宫动脉频谱最先发生改变，其次是脐动脉，再是大脑中动脉，然后是胎儿静脉导管出现频谱异常，最后是脐静脉。产前胎心监测则表现为短期变异（short term variability，STV）减速。①子宫动脉：血流阻力增高（高 PI 或 RI，双侧压迹）。②脐动脉：血流阻力增高（高 PI 或 RI），可表现为舒张末期血流缺失或反向。

③大脑中动脉：血流阻力降低（低PI或RI），存在脑保护效应。④静脉导管：血流阻力增高（高PIV），可表现为a波缺失或反向。

4. 胎儿畸形

(1) 如果FGR同时合并胎儿结构异常、染色体异常或羊水过多，提示胎儿存在先天性或获得性异常的可能。

(2) 原因如下：①染色体异常，通常为三倍体、18-三体或13-三体；②先天性感染，如风疹、巨细胞病毒、弓形体；③胎儿酒精综合征；④罕见的基因异常，如单亲二倍体、Silver-Russell综合征。

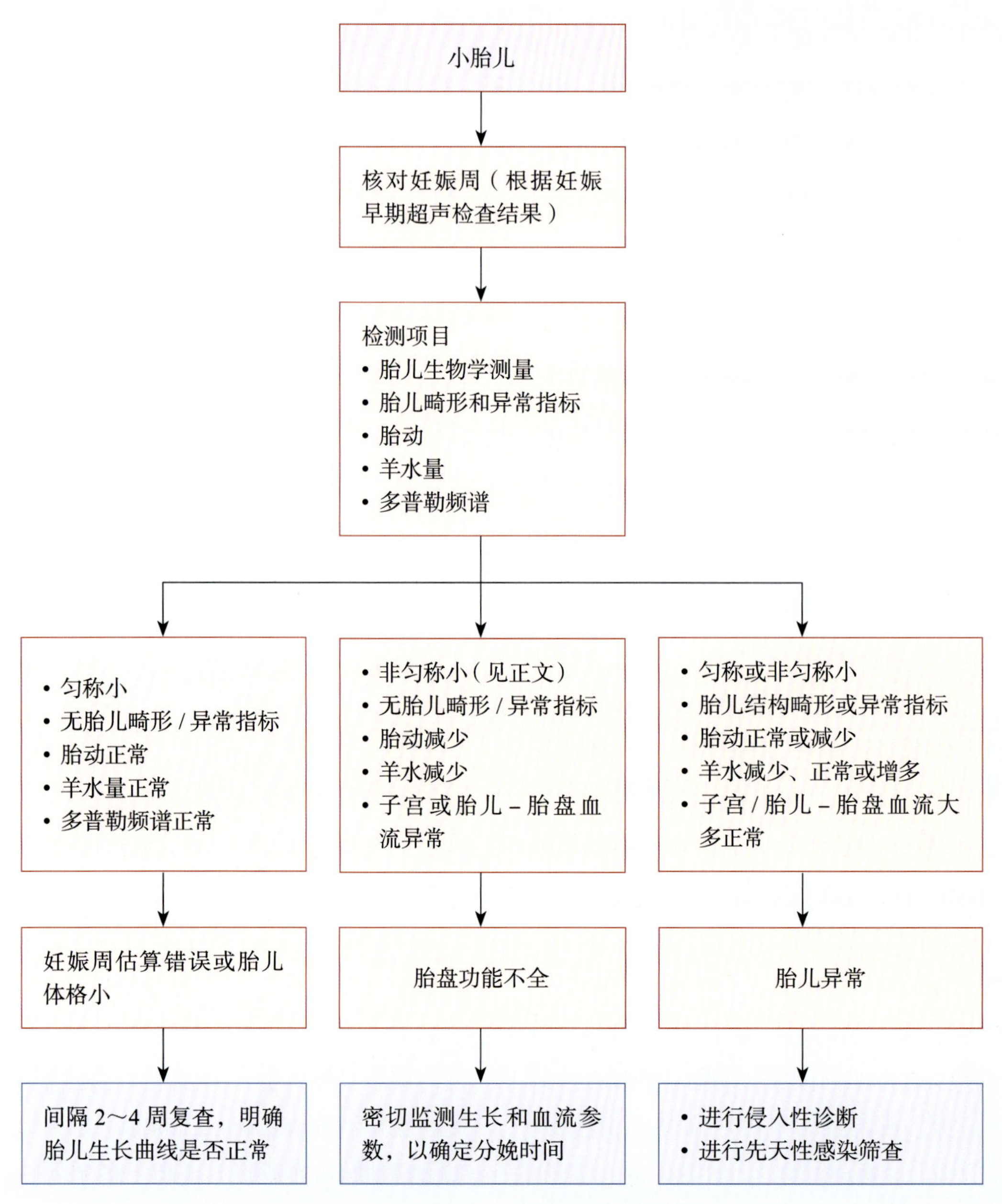

▲ **诊断流程38-1** 小胎儿的诊断思路

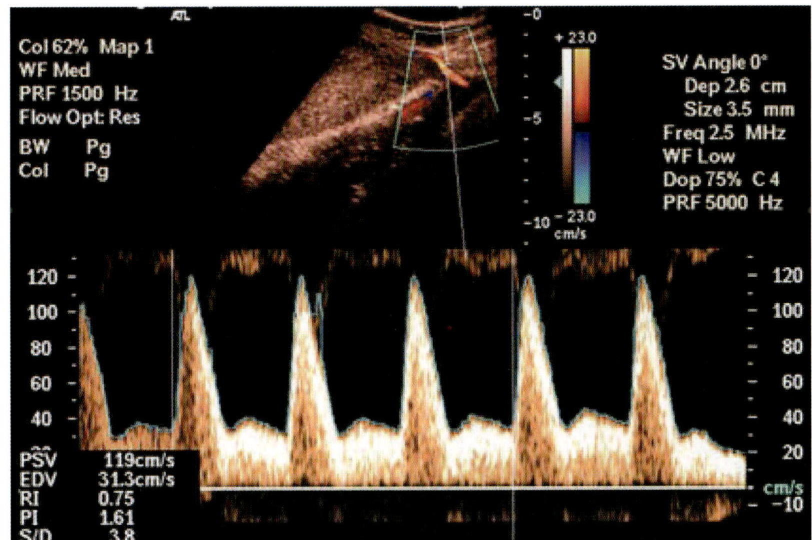

◀ 图 38–1　子宫动脉高阻血流频谱

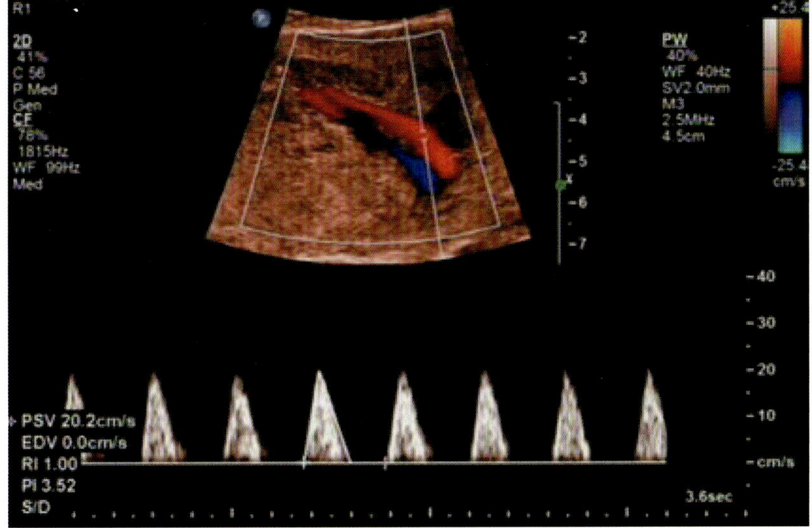

◀ 图 38–2　脐动脉舒张末期血流缺失

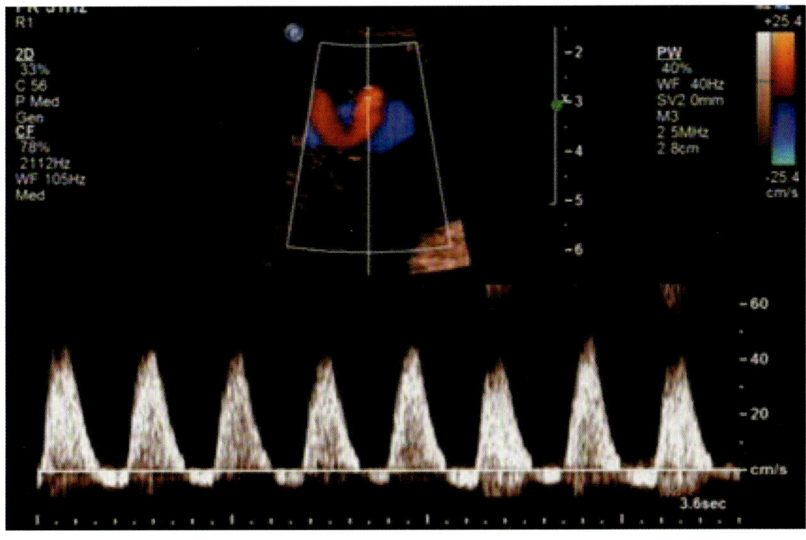

◀ 图 38–3　脐动脉舒张末期血流反向

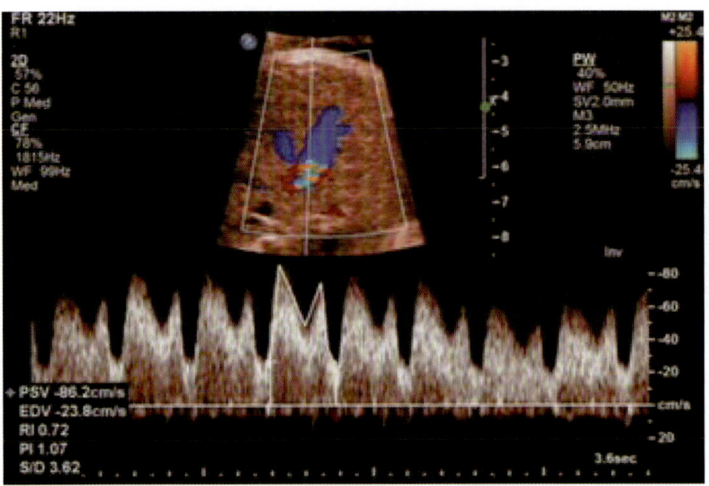

◀ 图 38-4 静脉导管高阻血流频谱

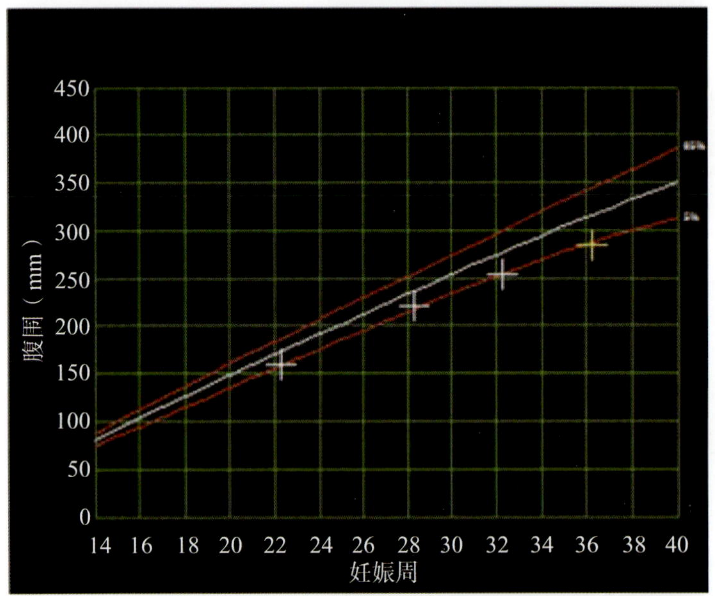

◀ 图 38-5 胎儿体格小，生长速度正常

引自 Papageorghiou AT et al. *Lancet*. 2014 Sep 6;384(9946):869-879

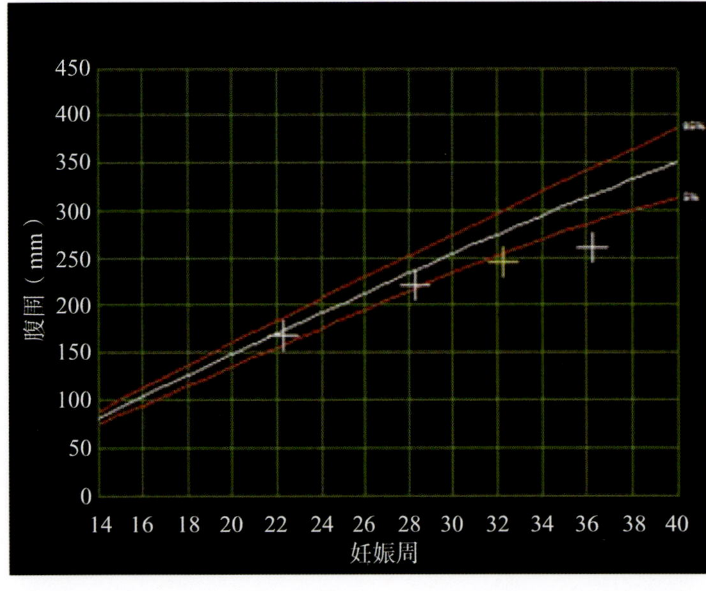

◀ 图 38-6 胎儿生长受限，胎儿腹围测值逐渐落后于相应妊娠周正常范围

引自 Papageorghiou AT et al. *Lancet*.2014 Sep 6;384(9946):869-879

拓展阅读

[1] Crino JP, Driggers RW. Ultrasound Findings Associated with Antepartum Viral Infection. *Clin Obstet Gynecol*. 2018 Mar; 61(1): 106–21.

[2] Papageorghiou AT et al. International standards for fetal growth based on serial ultrasound measurements: the Fetal Growth Longitudinal Study of the INTERGROWTH-21st Project. *Lancet*. 2014 Sep 6; 384(9946): 869–879.

第 39 章 双胎输血综合征

Twin-To-Twin Transfusion Syndrome

约 22% 的双胎妊娠为单绒毛膜性（MC），10%～15% 的 MC 双胎妊娠因连接胎儿的血管吻合支慢性循环失衡而并发严重的双胎输血综合征（twin to-twin transfusion syndrome，TTTS）。慢性 TTTS 在多数孕妇中通常发生于妊娠中期并伴有围产期症状。慢性 TTTS 是进展性的，如果不治疗，胎儿死亡率很高。急性 TTTS 通常发生在妊娠晚期，表现为羊水过多 / 羊水过少。通常是非进展性的，一般不需要干预。

一、TTTS 的预警

尽管文献报道颈项透明层增厚是 TTTS 发生的指标，但这还没在大样本的研究中证实。然而，在妊娠 15～17 周时，双胎之间的羊膜囊皱褶可以提示早期羊水量差异，在约 25% 的病例中与严重 TTTS 的发生有关。

二、TTTS 的诊断

当供血胎羊水过少或无羊水，同时受血胎羊水过多，产前诊断为慢性 TTTS。供血胎体重估计值较低，胎儿膀胱缺失或较小。受血胎的体重位于中等或以上水平，膀胱增大。同时出现多普勒血流变化，提示 TTTS 加重。供血儿可能出现脐动脉多普勒血流缺失或舒张末期血流反向。除此之外，受血儿可出现心脏增大、收缩功能差。随着 TTTS 加重，受血胎可能出现水肿。

三、TTTS 的分期

已有研究试图建立 TTTS 的分期，然而，这种分期与 TTTS 的自然进展和结局的关系需要进一步确认。

四、TTTS 的处置

激光光凝术是在超声引导下通过胎儿镜将激光光纤置入受血儿羊膜腔内，在胎盘表面将两胎间血管吻合支激光电凝，并在手术结束时抽出多余的羊水。目前，胎儿镜下激光凝固术至少能使双胎中一胎存活率达到 66%～82%。据报道，约 5% 的存活者出现了不良的神经后遗症。

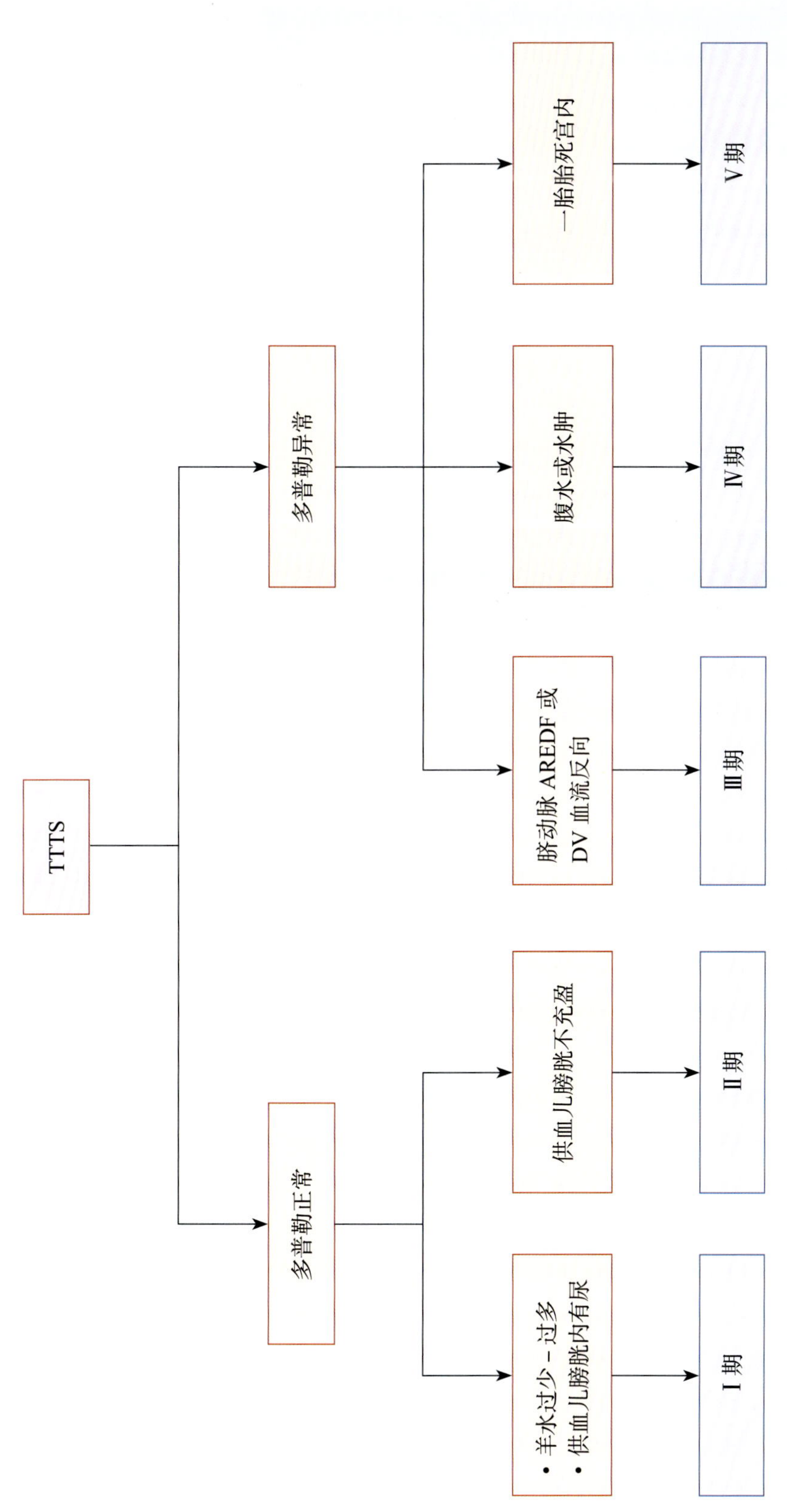

▲ 诊断流程 39-1　TTTS 的分类

AREDF. 舒张期血流缺失或反向；DV. 静脉导管

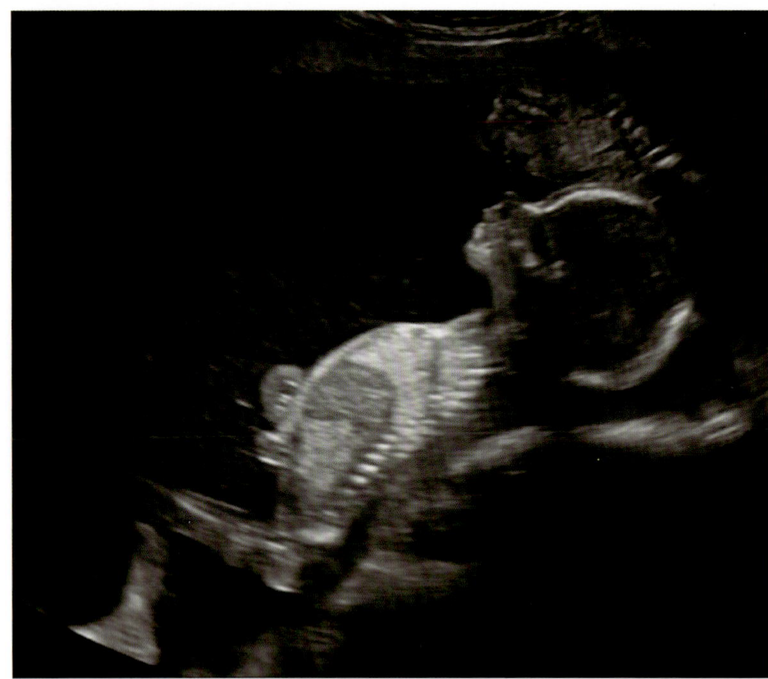

◀ 图 39-1 **TTTS**：受血儿羊水过多，供血儿无羊水

拓展阅读

[1] Khalil A, Rodgers M, Baschat A et al. ISUOG Practice Guidelines: Role of ultrasound in twin pregnancy. *Ultrasound Obstet Gynecol.* 2016 Feb; 47(2): 247–63.

相 关 图 书 推 荐

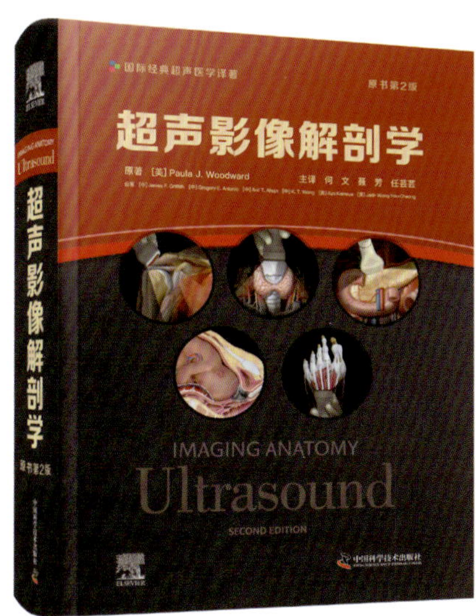

原著 [美] Paula J. Woodward
主译 何文，聂芳，任芸芸
定价 598.00 元

本书引进自 Elsevier 出版社，由多位国际知名超声医学专家合力打造，是一部全面、新颖、经典、实用的超声影像解剖图谱。本书为全新第 2 版，对全身各系统超声解剖进行了详细阐释，不仅涵盖头颈、胸部、腹部、盆腔、肌肉骨骼超声解剖，还包括妇产及新生儿超声解剖的相关知识。全书特色鲜明且图文并茂，附有上千张精美的大体解剖示意图与高清超声图像，便于读者将超声解剖与大体解剖相对照，从而提高学习效率，可作为医学生、青年超声医师及资深超声诊断专家的案头必备工具书，亦可供相关临床科室医师、医学生参考阅读。

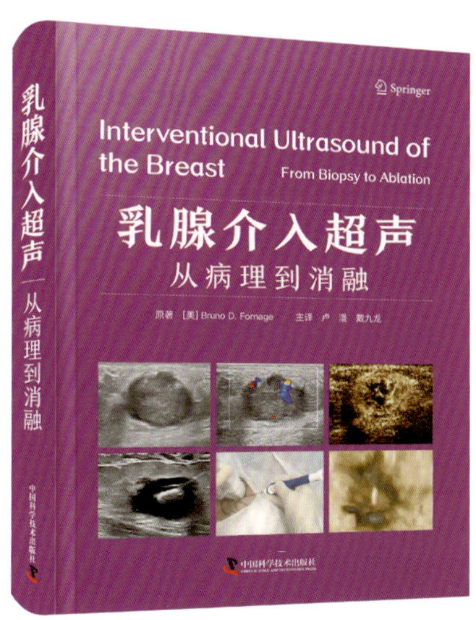

原著 [美] Bruno D. Fornage
主译 卢漫，戴九龙
定价 278.00 元

本书引进自 Springer 出版社，是一部专注于乳腺介入超声诊疗的参考书。书中详细介绍了超声引导下的乳腺活检技术的适应证、术前准备、细针穿刺抽吸方法和注意事项、活组织检查标记、并发症等，以及超声引导下乳腺病变消融治疗相关知识。书中还着重介绍了独特的“MD Anderson 方式”，即将粗针活检（CNB）与细针抽吸（FNA）联合应用于新发乳腺癌患者的分期评估。这一方法的应用价值已在肿瘤治疗领域享有盛誉的 MD Anderson 癌症中心 30 多年来的临床实践中得以验证。本书有助于学习、掌握乳腺疾病的超声引导下活检及消融治疗技术，适合超声医师、介入医师及医学生参考阅读。

相　关　图　书　推　荐

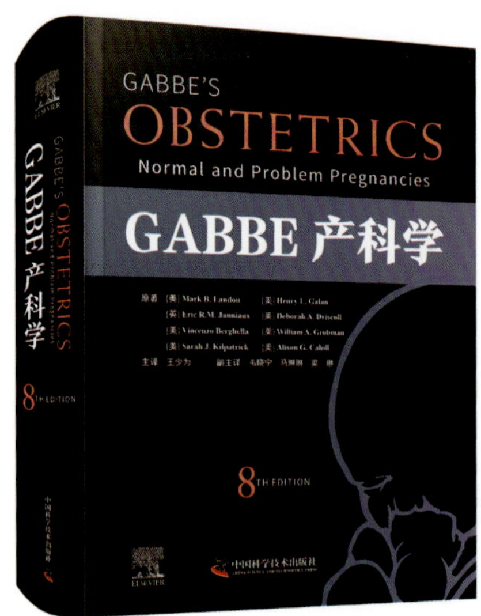

原著　[美] Mark B. Landon 等

主译　王少为

定价　658.00 元

本书引进自 Elsevier 出版社，由国际妇产科领域的 8 位权威专家 Mark B. Landon、Henry L. Galan、Eric R.M. Jauniaux、Deborah A. Driscoll、Vincenzo Berghella、William A. Grobman、Sarah J. Kilpatrick、Alison G. Cahill 领衔编撰，历经 30 余年的不断修订，目前已更新至全新第 8 版。书中所述几乎涵盖了产科学和母胎医学的全部主题，不仅对预防孕产妇死亡、妊娠糖尿病、妊娠期肥胖、剖宫产后阴道分娩和产前胎儿评估等进行了深入浅出的阐述，还增加了阿片类药物与药物滥用、全球孕产妇死亡率、妊娠对母体及胎儿健康影响的窗口期等内容，并设置了专门介绍引产、肩难产的独立章节。本书内容全面，图片丰富，既可作为初学者的学习指南，又可作为相关从业者的临床参考。

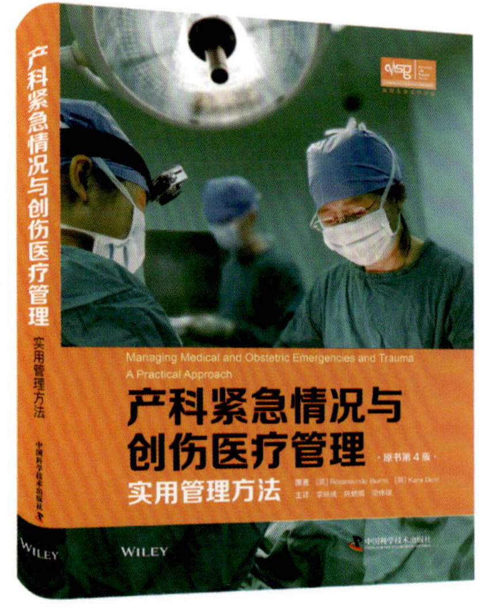

原著　[英] Rosamunde Burns 等

主译　李映桃，陈娟娟，梁伟璋

定价　258.00 元

本书引自 Wiley 出版社，为全新第 4 版，设置参照 mMOET 课程（MMET 课程提供的是一种高层次、结构化的患者管理方法）。新版本在上一版的基础上，增加了心脏病、神经系统急症、新型冠状病毒合并妊娠及人为因素等内容，并更新了孕产妇创伤团队治疗的全新观念。本书提供了用于管理医疗、产科紧急情况与创伤识别和治疗的循证学结构化方法，同时为从事产科相关专业的临床医生、助产士、麻醉师与急诊科医生提供了有关改善母亲和胎儿结局所需知识、实用技能和流程的指导。

出版社官方微店